女性和 HIV
临床实用问答

第2版

主编

孙丽君　李在村

副主编

刘　安　王　辉　王　前

人民卫生出版社
·北京·

图书在版编目（CIP）数据

女性和 HIV 临床实用问答 / 孙丽君，李在村主编 . —
2 版 . —北京：人民卫生出版社，2021.9
ISBN 978-7-117-32025-2

I.①女… Ⅱ.①孙… ②李… Ⅲ.①女性 – 获得性
免疫缺陷综合征 – 预防（卫生）– 问题解答 Ⅳ.
①R512.910.1-44

中国版本图书馆 CIP 数据核字（2021）第 177622 号

女性和 HIV 临床实用问答
Nvxing he HIV Linchuang Shiyong Wenda
第 2 版

主　　编	孙丽君　李在村
出版发行	人民卫生出版社（中继线 010-59780011）
地　　址	北京市朝阳区潘家园南里 19 号
邮　　编	100021
印　　刷	北京顶佳世纪印刷有限公司
经　　销	新华书店
开　　本	710×1000　1/16　　印张：23.5
字　　数	251 千字
版　　次	2018 年 8 月第 1 版　　2021 年 9 月第 2 版
印　　次	2021 年 10 月第 1 次印刷
标准书号	ISBN 978-7-117-32025-2
定　　价	79.00 元

E – mail　pmph @ pmph.com
购书热线　010-59787592　010-59787584　010-65264830
打击盗版举报电话：010-59787491　　E-mail：WQ @ pmph.com
质量问题联系电话：010-59787234　　E-mail：zhiliang @ pmph.com

编者（以姓氏拼音排序）

代丽丽　首都医科大学附属北京佑安医院

樊鹤莹　四川省凉山州妇幼保健计划生育服务中心

樊庆泊　中国医学科学院北京协和医院

李爱新　首都医科大学附属北京佑安医院

李建维　首都医科大学附属北京佑安医院

李秋云　首都医科大学附属北京佑安医院

李在村　首都医科大学附属北京佑安医院

刘　安　首都医科大学附属北京佑安医院

刘朝晖　首都医科大学附属北京妇产医院

刘凯波　首都医科大学附属北京妇产医院

马　萍　天津市第二人民医院

齐伟宏　北京医院

邵　英　首都医科大学附属北京佑安医院

孙丽君　首都医科大学附属北京佑安医院

王　辉　南方科技大学附属第二医院（深圳市第三人民医院）

王　前　中国疾病预防控制中心妇幼保健中心

王　茜　首都医科大学附属北京佑安医院

吴爱萍　新疆医科大学第八附属医院

辛若雷　北京市疾病预防控制中心

喻剑华　浙江大学医学院附属杭州市西溪医院

张　雪　首都医科大学附属北京妇产医院

张　展　首都医科大学附属北京妇产医院

张宏伟　首都医科大学附属北京佑安医院

张晓辉　浙江大学医学院附属妇产科医院

朱云霞　首都医科大学附属北京佑安医院

宗晓楠　首都医科大学附属北京妇产医院

学术秘书

叶江竹　首都医科大学附属北京佑安医院

3

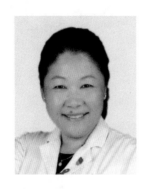

孙丽君

- 首都医科大学附属北京佑安医院感染中心门诊主任
- 中国性病艾滋病防治协会关怀与治疗工作委员会副主任兼秘书长
- 国家卫生健康委艾滋病医疗专家组成员
- 中国性病艾滋病防治协会母婴阻断及女性关爱学组副组长
- 北京市卫生健康委艾滋病治疗专家组成员
- 北京市卫生健康委预防艾滋病、梅毒、乙肝母婴传播专家组成员

主持的艾滋病毒抗体血清不一致家庭的生育策略研究被国际权威的美国 HIV 感染孕妇抗病毒治疗指南引用，这是美国权威艾滋病临床指南迄今为止唯一一次引用来自中国的临床研究。《HIV 暴露儿童抗体延迟转阴》的研究论文发表在 HIV Medicine 上，被 SCI 收录，是目前该研究领域我国唯一一篇。《艾滋病门诊精细化管理》的 SCI 文章也是我国在该领域唯一发表的一篇。因卓越的母婴阻断工作，三次受到国家总理接见；对艾滋病门诊管理创立了"点 - 断 - 面"全程管理模式。荣获荣耀医者专科精英奖、首都十大健康卫士、首都劳动奖章、北京市科学技术奖三等奖，以及北京市三八红旗集体、北京市总工会创新标兵等荣誉称号。

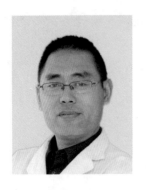

李在村

- 首都医科大学附属北京佑安医院感染中心主任医师
- 首都医科大学传染病学系副教授
- 硕士研究生导师
- 中华医学会热带病与寄生虫病分会艾滋病学组委员
- 中国性病艾滋病防治协会学术委员会预防母婴传播与女性关爱学组成员
- 北京市艾滋病抗病毒治疗专家组成员

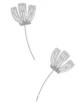

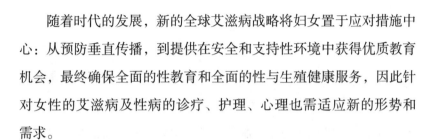

　　随着时代的发展，新的全球艾滋病战略将妇女置于应对措施中心：从预防垂直传播，到提供在安全和支持性环境中获得优质教育机会，最终确保全面的性教育和全面的性与生殖健康服务，因此针对女性的艾滋病及性病的诊疗、护理、心理也需适应新的形势和需求。

　　艾滋病临床医学的发展，越来越多的新的研究成果发布、新的理念进一步被认可。为此，孙丽君教授和李在村教授对《女性和HIV临床实用问答》一书进行修订，编写工作主要由首都医科大学附属北京佑安医院感染中心门诊从事临床诊疗的医务人员承担。为保障本书的内容严谨，还邀请了相关医疗单位不同专业的专家共同完成。首都医科大学附属北京佑安医院感染中心门诊是整合医疗、科研、教学为一体的国家级临床重点科室，人才济济。承担着北京市乃至全国的性病艾滋病的诊疗、随访、健康宣教等防控工作，在艾滋病、梅毒的母婴阻断及新生儿照护随访工作中表现尤为卓越，同时还承担了艾滋病暴露前后的预防工作。

　　第 2 版既保留和更新了第 1 版的重要部分，同时又增添了许多新内容。依旧采用问答的形式针对 HIV 感染女性方面，全面系统地讲述了艾滋病的实验室检测、母婴传播的阻断、新生儿照护随访、HIV 感染的治疗、单阳家庭生育、HIV 暴露前后预防、机会性感染及合并梅毒等其他性传播疾病的诊疗及护理。与第 1 版相比，增加了女性 HPV 等生殖道感染及 HPV 疫苗、HIV 感染女性避孕问题、围产期保健、新冠病毒感染、肝损害及肾损害患者 ART 药物剂量调整、吞咽困难患者的服药指导、HIV 高暴露儿童及低暴露儿童的预防用药及疫苗接种等内容。

孙丽君、李在村团队编写本书规范专业，严谨准确，行文流畅，可读性强，相信会为广大从事艾滋病防控及临床工作的医务人员带来很大帮助，为消除艾滋病梅毒乙肝的母婴传播发挥应有的作用。

是为序。

中国性病艾滋病防治协会会长
2021 年 5 月

本书的第一版，填补了国内同类图书的空白。由于我们学识水平有限，编写时间仓促，第一版稍显粗糙，内容也有些单薄。但是，它确实也给基层艾滋病临床医生提供了些略微的帮助。近年来，艾滋病临床医学继续发展，越来越多的新的研究成果发布，新的理念进一步被认可。与女性相关的艾滋病领域也是如此。如国际权威的美国卫生和公众服务部指南推荐整合酶抑制剂多替拉韦首选用于妊娠各个阶段及备孕女性，富马酸丙酚替诺福韦（TAF）可以作为妊娠 14 周以后女性抗病毒治疗的备选药物；支持"检测不出＝不会传染"（U=U）的研究数据越来越多，U=U 的理念深入人心，也第一次被写进了 DHHS 指南。诸如此类的新进展、新理念，均在本书中得到了体现。能为广大基层艾滋病临床医生提供帮助，为广大女性 HIV 感染者提供更好的服务，我们感到莫大的荣幸。

作为扎根传染病防控临床一线三十年的老兵，我们只想做点儿实事，为艾滋病临床医生，特别是基层医生，编写一本简明实用、与时俱进的参考图书。同时，不仅艾滋病医学有了长足进展，编写团队成员也得到了进一步的成长。我们百炼成精钢，成长为艾滋病临床工作中的中坚力量；我们热爱本职工作，热爱学习，孜孜不倦地钻研业务，为了给患者提供优质服务不懈地努力着；我们的团队进一步壮大，增加了新的成员，她们都是各自领域里各有建树的中青年专家。在繁重的临床、教学、科研工作之余，大家认真撰写相关内容，高质量地完成了本书的编写任务。

我们深知，这本书是不完美的，会有这样那样的不足之处。希望广大读者朋友们批评指正，以利于我们改正。联系电子邮箱：cun521@163.com。我们热忱地等待着您的来信。

2021 年 5 月

一、HIV 感染相关实验室检测

二、HIV 母婴传播阻断 024

四、HIV 感染风险及预防　052

五、HIV 阳性家庭的生育

六、HIV 机会性感染

九、HPV 疫苗相关问题

十、孕产期保健与预防 HIV、梅毒和乙肝母婴传播 综合干预服务

十一、HIV 感染女性的避孕与终止妊娠

十二、HIV 感染合并梅毒

十三、HIV 感染合并尖锐湿疣

十六、HIV 感染合并生殖道沙眼衣原体感染 180

十七、HIV 感染女性和更年期

十九、HIV 感染女性的护理

二十、HIV 和新型冠状病毒感染 230

二十一、附录

二十二、患者诊疗心理历程

一、HIV 感染相关实验室检测

1. 艾滋病实验室检测可参考标准和规范有哪些？

现行艾滋病实验室检测和诊断的适用标准、规范和指南包括：行业标准《艾滋病和艾滋病病毒感染诊断》（WS 293—2019）、《全国艾滋病检测技术规范（2020 年修订版）》、《中国艾滋病诊疗指南（2018 年版）》、《艾滋病病毒感染者及艾滋病患者 CD4⁺ T 淋巴细胞检测及质量保证指南》（2013 年 8 月发布）、《HIV-1 病毒载量测定及质量保证指南（2013 版）》、《HIV-1 基因型耐药检测及质量保证指南（2013 年版）》，以及《HIV 耐药监测策略和检测技术》《艾滋病病毒抗体快速检测技术手册（2011 年版）》《国家免费艾滋病抗病毒药物治疗手册》（第 4 版）等。这些标准和规范主要涵盖了艾滋病抗原 / 抗体检测、艾滋病确证试验、CD4 细胞计数、

HIV-1病毒载量、基因型耐药，以及快速检测等检测技术和诊疗标准。

有关艾滋病检测实验室的设置、建立、验收和管理要求和规定，可以参考《全国艾滋病检测工作管理办法》。

2. HIV 感染后检测靶标出现时间是怎样的？

用于 HIV 感染实验室诊断的检测靶标包括三个：HIV 抗体、P24抗原、病毒核酸。参考 HIV-1 急性和近期感染的 Fiebig 实验室分期（图1-1），HIV 建立感染后，在体液中最先出现的检测靶标为 HIV-1 核酸（RNA），感染后 1~2 周出现；其次为 HIV-1 P24抗原，感染后 2~3 周出现，这是 HIV 抗原抗体联合检测试剂（第四代检测试剂）最重要的检测靶标之一；再次为 HIV 抗体，感染后 3~4 周出现，这是 HIV 抗体检测试剂（第三代检测试剂）最重要的检测靶标。

3. 艾滋病检测方法和手段有哪些？

临床上常用的艾滋病检测方法是血清学试验，以 HIV 抗原和／或抗体为检测靶标。按照《全国艾滋病检测技术规范（2015年修订版）》，HIV 抗体检测可分为筛查试验和补充实验。艾滋病筛查试验通常采用酶联免疫吸附试验（ELISA）、化学发光或免疫荧光试验、胶体金（硒）快速检测试剂等方法。不同类型试剂和方法的

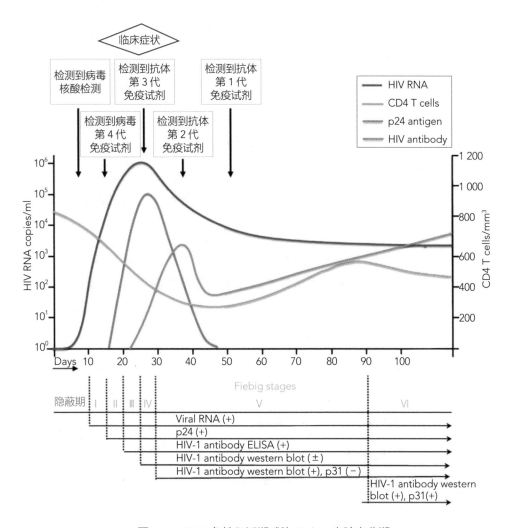

图 1-1　HIV-1 急性和近期感染 Fiebig 实验室分期

检测效力（灵敏度和特异度）略有不同；应根据本地区艾滋病流行特征和所检测人群特征选择适宜的检测方法和试剂类型。

艾滋病筛查有反应的样本需进行补充实验，最常用的是艾滋病确证试验，包括蛋白质印迹法（western blotting，WB）和条带免疫（recombinant strip immunoblot assay，RIBA）。

HIV-1 核酸检测（定性或定量）作为补充试验的一种，可以用于艾滋病筛查试验有反应而确证试验阴性或不确定样本的检测，以及 HIV-1 感染急性期和晚期病例的实验室诊断。

对于急性期感染和晚期病例的诊断需结合流行病学史、临床表现，以及相关实验室检测指标（如 HIV 抗原抗体联合检测、$CD4^+$ T 淋巴细胞计数和 HIV-1 核酸检测等），按照《艾滋病和艾滋病病毒感染诊断》（WS 293—2019）进行综合判断。

近几年，市场上出现了艾滋病口腔黏膜渗出液（HIV-1/2 型，免疫层析法）和尿液检测（HIV-1 型，ELISA 法或胶体金法）试剂，为疑似病例提供了无创、便捷、快速的检测渠道。建议该类试剂在经过培训的专业技术人员指导下使用，按照试剂盒说明书进行操作。但是，这里要强调的是口腔黏膜渗出液不是唾液，而是牙龈刮擦后的渗出液。

口腔黏膜渗出液试剂使用：打开样本提取管，插入操作台圆孔中；用拭子在上、下牙龈取样，各左右刮擦 5～6 秒；取样拭子放入样本提取管中充分搅拌刮擦试管壁 6～8 次；将试纸箭头朝下放入样本提取管样本浴液中；等待 15～30 分钟后，拿出试纸，读取结果。按"检验结果的解释"及"检验方法的局限性"部分说明，判读并记录检测结果（有反应、无反应或无效结果）。测试结束后，将用后的测试条、样本提取管和口腔渗出液取样拭子按生物医疗废弃物进行处理。

口腔黏膜渗出液试剂试验注意事项和局限性：读取结果应从试验开始时起，不能迟于 30 分钟。有反应结果仅表示样本中 HIV 1/2 型抗体的存在，而不能作为机体感染 HIV 的唯一标准。检测结果解释须结合临床表现和流行病学进行诊断。受方法灵敏度限制，口腔黏膜渗出液检测无反应结果可能由于样本中 HIV 抗体浓度过低或处于检测窗口期，故不得作为排除感染的证据。在未咨询专业医生前，不应根据口腔黏膜渗出液检测结果采取医疗措施。

目前，市场上有尿液检测 ELISA 法和胶体金法试剂。其中，人类免疫缺陷病毒 1 型尿液抗体检测试剂盒（胶体金法）获得医疗器械注册证，成为全球首个获批上市的艾滋病病毒尿液自检试剂。

自我检测是高危行为后独自或在其信任的伴侣陪同下自我采集尿液样本、检测和读取结果的过程，能及时了解自身艾滋病病毒感染状态。按照试剂盒说明书操作，取一次性尿杯收集尿液，取一次性吸管吸取尿液，加 3 滴尿液至加样孔中，等待 15 分钟充分反应，判读结果（有反应、无反应或检测无效）。

如果检测结果有反应，经过医疗卫生机构确诊后可以尽早获得治疗、关怀等服务。同时也有助于高危行为者隐私保护，提高艾滋病检测的主动性，增强艾滋病检测的可及性和便利性。

4. 艾滋病实验室检测的策略是什么?

遵循"初筛 - 复检 - 补充试验"的检测流程和策略对临床艾滋病疑似病例进行实验室检测。根据不同的试剂类型和检测效力,以及疑似病例的流行病学特征和临床表现,确定适宜的检测策略和流程,并作出合理的检测结果解释。

以市场上常见的抗原抗体联合检测试剂(不能区分抗原和抗体检测结果)为例,对艾滋病实验室检测的策略和流程予以阐述。参照《全国艾滋病检测技术规范(2015 年修订版)》,某个样本经过不区分抗原抗体联合检测试剂初筛,如果检测有反应,则建议选用"原试剂 + 抗体检测试剂"进行复检;如果均无反应,报告 HIV 抗体阴性;如果两者均有反应,表示 HIV 抗体有反应,则建议直接进行艾滋病确证试验或 HIV-1 核酸检测;如果抗原抗体联合检测试剂有反应,而抗体检测试剂无反应,则建议直接进行 HIV-1 核酸检测(定量或定性),或 2~4 周后随访检测。

5. 什么是 HIV 检测窗口期(window period for HIV testing)?

按照《艾滋病和艾滋病病毒感染诊断》(WS 293—2019),广义的 HIV 窗口期:从 HIV 感染人体到在感染者血清中的 HIV 抗体、抗原或核酸等感染标志物达到能被检测出之前的时期。在窗口期内

　　　　　　　　　女性和 HIV 临床实用问答 第2版

的血液已有感染性。现有诊断技术检测 HIV 抗体、抗原和核酸的窗口期约分别为感染后的 3 周、2 周和 1 周左右。

结合艾滋病临床诊疗需要、感染者特征分析和实验室检测实践，建议将窗口期解读为 HIV 检测窗口期（抗原抗体检测盲区）和隐蔽期（eclipse phase，核酸检测盲区）。

HIV 检测窗口期是指自暴露于 HIV 后至运用某种检测方法或试剂在血液中可以检测到 HIV 相关标志物（P24 抗原或抗体）之前的时期。这一时期也被称为血清学检测盲区，简称"窗口期"。根据检测试剂类型不同和感染者个体差异，窗口期可以达 2 周到 3 个月。

窗口期内包含一个 HIV 核酸检测相关的隐蔽期，是指自病毒感染至病毒 RNA 被首次检出的时间间隔，通常大约持续 10 天时间（范围 7～21 天）。该阶段 HIV 在黏膜或淋巴系统中复制，而血液系统检测不到病毒核酸，此期也被视为核酸检测盲区。

处于 HIV 检测窗口期的感染者体液呈现较高的病毒载量，但是，血清学检测为阴性或不确定，患者不自察已被感染而极容易作为传染源导致二次传播。

6. 影响 HIV 检测窗口期长短的因素有哪些？

HIV 感染后到出现 HIV 特异性的、可检测的靶标（抗原、抗体或核酸）需要一定的时间。该阶段病毒经历反转录、整合、复制、基因表达组装成病毒颗粒，诱导产生特异性抗体和抗体成熟等一系列过程。抗体经历了从无到有、从少到多、从弱到强的亲和力成熟变化过程。其免疫反应强弱与宿主基础免疫状况（免疫应答机制）和感染途径有关系，也与试剂检测灵敏度有关系。

暴露后或急性感染期服用抗反转录病毒药物可以影响病毒复制、HIV-1 抗体产生时间，从而延长 HIV 检测窗口期，但最长一般不超过 3 个月。

7. 不同类型艾滋病血清学检测试剂的检测效力如何？

目前，常用艾滋病检测试剂的检测窗口期长短（置信区间为检测到 95% 感染者）大致如下：

核酸检测（HIV-1 病毒载量或定性检测试剂）1～2 周。

第四代试剂（Ag/Ab 联合检测 - 化学发光法）2～4 周，第四代试剂（Ag/Ab 联合检测 -ELISA 法）3～6 周，第三代试剂（抗体检测 -ELISA/ 化学发光法）4～8 周，第三代试剂（抗体检测 - 快速检测方法）4～12 周。

确证试剂相当于第三代试剂检测灵敏度（6～8 周）。

按照《全国艾滋病检测技术规范（2020 年修订版）》检测策略，不同类型试剂组合检测结果解释总结在表 1-1 中。

表 1-1　HIV 检测策略结果解释和意义

检测策略(项目)	检测结果	检测结果解释
1. HIV-1/2 抗原抗体联合检测试剂	1. 无反应	HIV-1 抗原和 HIV-1/2 抗体阴性。没有 HIV 感染的实验室证据。如果怀疑 HIV 急性期感染,考虑进行 HIV-1 RNA 检测
1. HIV-1/2 抗原抗体联合检测试剂; 2. HIV-1/2 抗体确证试验	1. 有反应; 2. HIV-1 反应性和 HIV-2 无反应性	HIV-1 抗体阳性。实验室数据支持 HIV-1 感染建立
1. HIV-1/2 抗原抗体联合检测试剂; 2. HIV-1/2 抗体确证试验	1. 有反应; 2. HIV-1 无反应和 HIV-2 反应性	HIV-2 抗体阳性。实验室数据支持 HIV-2 感染建立
1. HIV-1/2 抗原抗体联合检测试剂; 2. HIV-1/2 抗体确证试验; 3. HIV-1 RNA 检测	1. 有反应; 2. 无反应或不确定; 3. RNA 未检出	HIV 抗体未确定存在,且 HIV-1 RNA 未检出。没有实验室数据支持 HIV-1 感染。如果临床证据支持感染存在,则进行 HIV-2 随访检测
1. HIV-1/2 抗原抗体联合检测试剂; 2. HIV-1/2 抗体确证试验; 3. HIV-1 RNA 检测	1. 有反应; 2. 无反应; 3. RNA 检测阳性	HIV-1 感染。实验室数据支持急性期 HIV-1 感染
1. HIV-1/2 抗原抗体联合检测试剂; 2. HIV-1/2 抗体确证试验; 3. HIV-1 RNA 检测	1. 有反应; 2. 不确定; 3. RNA 检测阳性	HIV-1 感染。实验室数据支持急性期 HIV-1 感染

检测策略(项目)	检测结果	检测结果解释
1. HIV-1/2 抗原抗体联合检测试剂； 2. HIV-1/2 抗体确证试验	1. 有反应； 2. HIV-1 和 HIV-2 有反应	HIV 抗体阳性。实验室数据支持已建立 HIV 感染。HIV 抗体不能区分为 HIV-1 或 HIV-2(国内默认为 HIV-1 抗体阳性)。如果临床需要,则进行 HIV-1 或 HIV-2 RNA 检测
1. HIV-1/2 抗原抗体联合检测试剂； 2. HIV-1/2 抗体确证试验	1. 有反应； 2. 无反应或不确定	HIV 抗体不确定,且未进行 HIV-1 RNA 检测。该样本检测不完整。建议尽快对该病例进行随访 HIV 抗体和 HIV-1 RNA 检测

8. 如何规避窗口期漏检的医疗纠纷？

无论哪种检测方法和试剂类型，受检测技术方法局限和机体免疫应答动态变化影响，任何实验室检测方法或试剂均存在一定检测盲区。因此，在试剂类型选择时应结合本地区艾滋病疫情特征尽可能选择高灵敏度的方法和试剂进行艾滋病筛查试验。

实验室检测结果的解释需根据所使用的试剂类型、检测策略和结果，并结合患者临床表现、流行病学和既往病史等信息综合进行。对艾滋病筛查有反应而确证试验无反应或不确定病例，可加做 HIV-1 核酸检测、CD4 细胞计数等予以辅助诊断，或进行 2 ~ 4 周后随访。现有的艾滋病检测试剂、方法和检测策略能够发现已知的 HIV 感染者，并做出明确诊断。

血清学检测的适用范围是检测机体对 HIV 产生的抗体的检测方法，适用于从 HIV 感染窗口期后至艾滋病患者死亡的整个病程中的抗体检测，是最常用的艾滋病实验室诊断方法。使用国家药品监督管理局（NMPA）批准的试剂，在试剂盒有效期内进行艾滋病筛查，如果发生检测窗口期内的漏检，则不存在技术错误。

但是，如果因为检测窗口期漏检导致医疗事故发生，相关医疗机构尽管没有主观过错，仍然应从道义角度对医疗行为负责，履行相应的赔付义务。因此建议尽量选择灵敏度高的试剂，缩短检测窗口期，并且在临床诊疗中仔细询问流行病学信息，避免检测窗口期漏检发生。

9. 什么样的女性要做艾滋病检测？什么时候做艾滋病检测？

人对 HIV 普遍易感，因此，建议那些具有高危行为 [男男性行为者（men who have sex with men，MSM）或不安全性行为者] 或职业暴露 HIV 风险人员定期做艾滋病检测。部分人群的高危性行为具有隐蔽性，例如有同性性行为或婚外异性性接触的男性，可以通过日常性生活将 HIV 毒株传播给妻子或女朋友。发现传染源并进行有效干预是防控 HIV 传播的关键环节。

如果存在如下情形，建议女性与配偶或性伴侣一起进行艾滋病检测：①婚前或同居前检测；②孕前或孕早期；③产前检测；④配偶或性伴侣存在免疫力低下、性传播疾病，或具有冶游史、男男性行为等高危行为；⑤发生性侵犯或强暴行为的女性；⑥存在无安全套的婚外性行为的女性。

男男性行为者的配偶，又被称为"同性恋妻子、同妻"，需要关注这部分人的艾滋病检测和心理干预。配偶或性伴侣来自男男性行为人群或婚外性行为人群，由于性行为具有隐蔽性，性伴侣很难察觉疾病状态而自我设防；建议主动进行婚前传染病筛查，避免潜在被感染风险。

10. 初筛可疑或待确证的孕产妇临产时如何处理？

我国全人群检出率为 0.08% ~ 0.09%，育龄期妇女约为普通人群检出率的 1 倍。在临床监测、检测过程中，由于受女性独特生理特征影响，检测方法和试剂灵敏度提高，导致临床实验室检测疑似阳性病例增多，因此，经常遇到初筛有反应、确证阴性或不确定的孕产妇病例，对这部分病例需要进行慎重处理。

（1）如果配偶或性伴侣为 HIV 抗体阳性，且该孕产妇没有采取有效的预防或阻断，则考虑孕产妇被感染的可能性较大，按流程送检艾滋病确证试验，或进行 HIV-1 核酸检测。

（2）如果配偶或性伴侣为 HIV 抗体阴性，排除输血、手术等医源性感染可能性，则考虑为假阳性可能性较大，建议对该病例继续随访，或进行 HIV-1 核酸检测予以排除；必要时，可以加做 $CD4^+$ T 淋巴细胞计数，计算 CD4/CD8 比值来辅助诊断。

11. 女性艾滋病实验室诊断的影响因素有哪些？

结合文献分析和临床检测经验，影响女性艾滋病实验室诊断的因素包括：妊娠激素水平改变、自身免疫性疾病带来的免疫系统紊乱、肿瘤发生伴有新生物质增多、输血或骨折等带来新生抗原暴露、试管婴幼儿激素诱导、尿毒症等疾病。临床诊疗过程中，经常遇到部分孕产妇随着妊娠发展，其体内可能产生与 HIV 抗原接近的抗原物质（具有类似的抗原决定簇），产生交叉反应带来假阳性，且确证结果达到阳性判断标准，最终随访确认为妊娠带来的假阳性。

如果孕产妇艾滋病筛查有反应，需要慎重下结论。要遵循《艾滋病和艾滋病病毒感染诊断》（WS 293—2019）中艾滋病病毒感染诊断原则做出 HIV/AIDS 诊断，应结合流行病学和临床表现，对检测结果作出合理解释，必要时参考 CD4 细胞计数和 HIV-1 病毒载量综合判断。

12. 婴幼儿 HIV-1 感染核酸检测的适用范围是什么？

临床上，婴幼儿 HIV-1 感染核酸检测的适用范围为：①未满 18 个月的婴幼儿，母亲为 HIV 抗体阳性；②未满 18 个月的婴幼儿，其母亲 HIV 感染状态不详，婴幼儿出现 HIV 相关临床表现（如：血液系统疾病、免疫力低下等），临床怀疑 HIV 感染者。

13. HIV 暴露未感染婴幼儿体内抗 HIV 变化时间规律如何？

HIV 感染母亲的 IgG 可以直接经过胎盘进入胎儿体内，使一部分新生儿出生后即带有 HIV 抗体。这些抗体一般需要 9～12 个月逐渐消失，在出生后 18～24 个月基本上全部消失。如果生后 18 个月 HIV 抗体仍然阳性，提示抗体可能为自身感染产生的抗体。许多研究发现 10% 未感染婴幼儿 15 个月龄以后 HIV 抗体阴转，2.5% 在 18 个月龄以后阴转。

14. HIV 感染母亲所生婴幼儿 HIV 检测的流程是什么？

（1）婴幼儿 HIV 抗体检测流程：按照《全国艾滋病检测技术规范（2015 年修订版）》，婴幼儿于生后 9～12 个月进行第一次 HIV 抗体筛查检测，如果检测结果无反应，应用另一种试剂再次检测，结果仍然无反应，则报告"HIV 抗体阴性"，排除是 HIV 感染。

如果第一次检测结果有反应（一种为阴性反应、一种为阳性反应或两种均呈阳性反应），不能排除感染，应继续追踪随访，至儿童满 18 个月按照 HIV 抗体检测流程进行 HIV 抗体检测。

出生后 18 个月时做第二次 HIV 抗体检测，如果检测结果为无反应，用另一种检测试剂再次检测，结果再次无反应，则报告"HIV 抗体阴性"，排除是 HIV 感染。如果第二次 HIV 抗体检测结果为有反应，进行艾滋病确认试验。确认试验阴性者，除外 HIV

感染；确认试验阳性者，纳入当地艾滋病综合防治系统。

母乳喂养的婴幼儿需要监测更长时间，尤其是长期母乳喂养的婴幼儿，在18个月后仍有感染HIV的可能。

（2）婴幼儿HIV-1核酸早期检测流程：婴幼儿HIV-1早期诊断通常采用HIV-1 DNA-PCR（定性）方法检测。

1）无论是否经历母婴阻断，于出生后第6周（或尽可能早的时间）采集第一份血样本制备成干血斑（DBS）进行早期诊断检测。如检测有反应，则尽快采集第二本血样本送检，如仍有反应，则报告"婴幼儿HIV感染早期诊断结果阳性"，诊断儿童HIV感染。及时对HIV感染儿童进行追踪和病情监测，将其转介到抗病毒治疗医疗服务机构，并为其提供机会性感染预防等服务措施。若第二份血样本检测呈阴性反应，待婴幼儿满3个月再次采集血样本进行检测。

2）若第一份血样本（第6周）检测呈阴性反应，继续提供儿童保健和随访服务，待婴幼儿满3个月再次采集血样本进行检测。

3）若婴幼儿满3个月再次检测呈阴性反应，报告"婴幼儿HIV感染早期诊断检测结果阴性"，按照未感染儿童处理，继续提供儿童保健随访服务。于儿童满12个月时，开始HIV抗体检测，最终确定儿童感染状态。若婴幼儿满3个月再次检测呈阳性反应，尽快再次采集血样本进行检测。第三份血样本检测呈阳性反应，报告"婴幼儿HIV感染早期诊断检测结果阳性"；若第三份血样本检测呈阴性反应，报告"婴幼儿HIV感染早期诊断检测结果阴性"。

15. 婴幼儿 HIV-1 感染早期诊断的标准是什么？

HIV-1 感染母亲所生的、小于 18 个月龄的婴幼儿，不同时间的两次采样 HIV-1 核酸检测均为阳性即可作出诊断（首选定性检测，定量亦可以）。

18 个月龄以上儿童诊断与成人相同。

16. 在检测前后的咨询和检测结果的解释中需要注意什么？

在艾滋病实验室检测过程中，检测技术人员依据实验室检测结果、参考所用检测试剂检测效力特性分析，出具对样本的检测报告，宜同时结合样本所附带的病例相关流行病学信息综合判断。诊治医生不能仅仅依据实验检测结果做出诊断，必须结合受检者相应流行病学史进行综合分析。

按照《全国艾滋病检测技术规范（2015 年修订版）》要求，当某个样本经抗原抗体联合检测有反应，而抗体检测试剂复检无反应，提示可能为感染早期或处于急性期感染阶段（第三代试剂检测窗口期）。建议对这部分病例进行 HIV-1 核酸试验、HIV-1 P24 抗原试验或 2～4 周后随访。

但是，对该部分病例样本检测结果的解释和意义需要结合病例的流行病学特征来综合判断，不能只认样本检测结果，而忽略病例特征。如果患者具有高危行为，宜尽早进行 HIV-1 核酸检测、

HIV-1 P24 抗原试验或 2 ~ 4 周后随访。如果患者为中老年人或孕产妇，否认高危行为或性伴侣为阴性，则应该理性解释这类检测结果。

17. CD4$^+$ T 淋巴细胞计数检测的临床意义是什么？

CD4$^+$ T 淋巴细胞水平是评价 HIV 感染者免疫状况、判断疾病进程、评价抗病毒药物治疗效果和判断预后的重要指标。

（1）判断艾滋病疾病分期：根据 CD4$^+$ T 淋巴细胞计数及其与 CD8$^+$ T 淋巴细胞比值的变化，可以确定 HIV 感染者的疾病分期。

（2）帮助确定抗病毒治疗的时机、方案及评估抗病毒治疗效果：CD4$^+$ T 淋巴细胞计数是开始抗病毒治疗的重要指征之一，也是抗病毒药物选择的参考依据。开始抗病毒治疗后，CD4$^+$ T 淋巴细胞在病程的不同阶段可有不同程度的增加，定期监测 CD4$^+$ T 淋巴细胞计数可为评估抗病毒治疗效果提供依据。

（3）指导机会性感染的预防治疗：CD4$^+$ T 淋巴细胞计数水平不同，容易发生的机会性感染不同。例如，当 CD4$^+$ T 淋巴细胞计数 < 200 个 /μl 时，容易发生肺孢子虫病 [又称卡氏肺孢子虫肺炎（pneumocystis carinii pneumonia，PCP）]，应给予相应的预防性治疗；当 CD4$^+$ T 淋巴细胞计数 < 50 个 /μl 时，易发生巨细胞病毒（CMV）和鸟分枝杆菌（MAC）感染。

（4）CD4$^+$ T 淋巴细胞计数与病毒载量相配合是预测疾病进程的可靠指标，并可以独立预测艾滋病临床过程和生存期。

18. HIV-1 病毒载量检测的临床意义是什么？

（1）HIV-1 感染补充试验及急性期和晚期感染者的诊断：核酸检测作为补充试验可用于 HIV-1 感染诊断，包括抗体复检试验有反应和抗体补充试验不确定样本的判定；急性期和晚期感染者的诊断。对于急性期感染和晚期的诊断需结合流行病学史、临床症状，以及其他相关实验室检测指标（如 CD4$^+$ T 淋巴细胞计数等）。此外，对 HIV 抗体阴性的高危人群样本及采供血机构的原料血浆进行集合核酸检测，可及时发现窗口期感染，降低"残余危险度"，减少二代传播。核酸检测结果低于最低检测限不能排除 HIV-1 感染。

（2）治疗效果监测：艾滋病患者经抗病毒药物治疗后，定期进行 HIV-1 核酸定量检测，可判断抗病毒药物治疗的效果。病毒载量结果动态分析，对决定是否继续使用原定的治疗方案，以及是否需要更改治疗方案起到重要作用。通常在治疗 1 个月后病毒载量降低 0.5log 以上才被认为临床治疗有效，6 个月后应降到小于检测限（详见《国家免费艾滋病抗病毒药物治疗手册》（第 4 版）。

（3）病程监控及预测：HIV 感染者体内病毒载量的变化具有一定规律，这种变化与疾病的进程密切相关。对未进行抗病毒药物治疗的感染者定期进行病毒载量检测，可监测病程变化，定期进行 HIV 病毒载量检测有助于确定疾病发展的阶段。

19. HIV-1 基因型耐药检测的分类有哪些？

HIV-1 基因型耐药检测是目前常用的耐药监测检测方法，一般采用患者血清 / 血浆或全血样本进行检测。按照耐药发生时机，可以分为传播性耐药（TDR）和获得性耐药（ADR）；2017 年，WHO 提出了治疗前耐药（PDR）概念。

顾名思义，传播性耐药（TDR）是指未接受抗反转录病毒治疗（ART）的 HIV 感染者存在基因突变，并导致对某种一线药物或二线药物耐药。

获得性耐药（ADR）是指接受 ART 治疗的 HIV 感染者，在治疗过程中产生的基因突变，并导致对此前所采用的抗反转录病毒治疗药物耐药。

治疗前 HIV 耐药（PDR）是指系统开始 ART 治疗前检出的耐药，包括以前未接受治疗的或以前使用过抗病毒药物（母婴阻断、暴露前预防）或重新开始一线治疗的患者，耐药株可为传播性（TDR）或获得性耐药毒株（ADR）。

耐药检测一般首选血清或血浆样本进行检测，代表患者体液内具有感染性的病毒遗传和耐药特征；也可以采用全血样本（含干血斑 DBS）进行前病毒 DNA（proviral DNA）基因型耐药检测。

研究表明，血清或血浆样本 RNA 基因型耐药与全血前病毒 DNA 基因型耐药检测结果吻合度比较高（80% 以上）。前病毒 DNA 作为整合到宿主基因组的病毒基因片段，具有更高的检测灵敏度，储存了疾病进展过程中几乎所有病毒变异体的遗传特征，部分遗传特征在血清或血浆样本 RNA 中找不到副本，但不会丢失 RNA 基因型耐药特征。

前病毒 DNA 基因型耐药检测一般适用于接受 ART 治疗后的病例，且病毒抑制不全，尤其适用于那些血清或血浆 RNA 检测未检出到或未发现基因型耐药的病例，借以分析治疗效果不理想的原因。

前病毒 DNA 基因型耐药检测过程与血清或血浆样本 RNA 基因型耐药检测类似，只是去掉了反转录步骤。

20. HIV-1 基因型耐药检测的临床意义有哪些？

HIV-1 毒株的典型特征就是遗传多样性，表现在每天产生大约 1 010 个病毒颗粒；基因表达过程中，其反转录酶不具有校准功能，导致 cDNA 存在大量基因突变；HIV 独特的基因复制模式导致存在大量的亚型内或亚型间基因重组，导致大量新发重组毒株（CRFs 或 URFs）产生。

在 ART 治疗过程中，受药物选择压力和宿主免疫选择压力的作用，HIV-1 发生基因变异，选择出导致药物不敏感的基因突变，即发生了获得性耐药（ADR）。HIV-1 基因型耐药发生不可避免，可以通过提高服药依从性、调整合理膳食结构促进药物吸收，推迟耐药发生的时间。通过周期性病毒载量、CD4 细胞计数或基因型耐药监测检测，识别可能发生的治疗失败或耐药突变，及时更换药物治疗方案。

在开始系统 ART 治疗前进行基因型耐药检测，如果存在 TDR 或 PDR，在选择一线治疗药物时应慎重选择，避免选择使用不敏感的、已经存在耐药的药物。研究显示，具有 TDR 的病例如果没有及时更换药物，将有 20%～30% 的概率导致治疗失败。发生了 ADR 的病例，及时反馈给临床诊疗医生，根据基因型耐药检测结果，更换敏感的治疗药物，并在换药后 6 个月左右，进行 HIV-1 病毒载量或基因型耐药检测。

21. 抗反转录病毒治疗相关的艾滋病实验室检测有哪些？

依据《国家免费艾滋病抗病毒药物治疗手册》（第 4 版），为了提高抗反转录病毒治疗成功率，了解所感染毒株的遗传特征和病毒水平，实现临床上个性化诊疗目的，建议在开始 ART 治疗基线进行相关的艾滋病实验室检测：

（1）基因型耐药检测：治疗前开展传播性耐药（TDR）或治疗前耐药（PDR）检测，了解所感染毒株基因型（genotype），并根据基因型突变药物耐受情况选择适宜的抗反转录病毒药物组合。对治疗半年以上的病例进行基因型耐药检测，判断 ART 治疗效果；对治疗后病毒抑制失败病例进行基因型耐药检测，分析药物和免疫选择压力下的基因突变发生情况及其生物学意义，并据此进行依从性教育，必要时更换 ARV 药物组合。

（2）HIV-1 病毒载量检测：对治疗前病例进行病毒载量检测，判断感染者体内病毒数量和毒力，优化抗反转录病毒药物组合；对低病毒载量病例或疾病进展较慢的病例进行随访观察，使用安全套保护性伴侣；一般地，ART治疗3~6个月后，感染者体内HIV-1病毒载量应该低于检测限。国家免费抗病毒治疗要求至少每年开展一次病毒载量检测，有条件的地区建议每半年做一次。

（3）CD4$^+$T淋巴细胞计数：判断HIV感染者或艾滋病患者的免疫状态和判断HIV感染临床分期及抗HIV疗效的重要指标。CD4$^+$T淋巴细胞计数<200个/μl者，不管有没有HIV相关症状，都属于艾滋病期。对所有HIV-1感染者，无论CD4水平多少，均需接受抗反转录病毒治疗。抗病毒治疗以后，CD4$^+$T淋巴细胞计数一般都可以得到不同程度的恢复，但恢复速度因人而异。国家免费抗病毒治疗要求至少每年一次CD4$^+$T淋巴细胞计数（可根据患者具体病情需要增加检测频次）。

22. 如何判断抗反转录病毒治疗失败？

在开始联合抗反转录病毒治疗（ART）后，应开展系列病毒学、免疫学检测指标和临床诊疗描述，判断是否存在抗反转录病毒治疗失败。根据《国家艾滋病免费抗病毒药物治疗手册》（第4版），治疗失败的定义如下：

（1）病毒学失败：接受ART治疗24周后，连续两次血浆HIV RNA > 400拷贝/ml。

（2）免疫学失败：无论病毒载量是否被完全抑制，HIV感染者在接受ART治疗后，CD4$^+$T淋巴细胞计数降到治疗前的基线水平

（或之下），或持续低于 100 个 /μl。

（3）有效进行 ART 治疗 6 个月后，之前的机会性感染重新出现，或者出现预示临床疾病进展的新的机会性感染或恶性肿瘤，或者出现新发或复发的 WHO 临床Ⅳ期疾病。

23. 什么是 HIV 病毒储存库（HIV reservoir）？

HIV 病毒储存库是指 HIV 感染者体内整合了 HIV 前病毒 DNA 的 CD4⁺ T 淋巴细胞，处于 HIV 潜伏感染状态（latent state）。构成 HIV 病毒储存库的细胞主要是静息 CD4⁺ T 细胞，包括中央记忆细胞和过渡性记忆细胞。

HIV 病毒储存库是传统抗反转录病毒治疗清除 HIV 感染并达到功能性治愈的最大障碍。联合抗反转录病毒治疗（ART）能够显著降低血浆 HIV-1 病毒载量（低于检测限），提高机体免疫力，最终降低 HIV-1 感染者的病死率和发病率。但是，在因故中断 ART 治疗后，病毒储存库中潜伏的 HIV-1 前病毒 DNA 经基因转录和翻译，再次包装成病毒颗粒释放出来，导致病毒反弹。

（辛若雷　喻剑华）

二、HIV母婴传播阻断

1. 什么叫艾滋病的母婴传播？

垂直传播又称母婴传播，艾滋病母婴传播是指感染艾滋病病毒的妇女在妊娠、分娩和产后哺乳等过程中，将艾滋病病毒传染给胎儿或婴儿，导致胎儿或婴儿感染艾滋病病毒的过程。如果没有任何防护措施，HIV的母婴传播概率是15%（没有母乳喂养的情况下）到40%（母乳喂养到2岁的情况下）。母婴传播是儿童感染艾滋病病毒的最主要途径，大约90%以上的HIV感染儿童是通过母婴传播途径感染的。

2. HIV 阳性母亲会在哪些环节把 HIV 传给胎儿或者婴儿?

HIV 母婴传播主要发生在妊娠、分娩和哺乳三个阶段,即宫内传播、产时传播和产后传播。

3. 从妊娠、生产到哺乳过程中,HIV 传染给孩子机会最大的是哪个环节?

(1)妊娠期传播:也称"宫内传播",是指妊娠期间,艾滋病病毒通过胎盘感染胎儿。宫内传播占母婴传播的 25% ~ 38%。有研究显示,不经任何干预的情况下,妊娠期间感染给胎儿的机会是 5% ~ 10%。

(2)生产过程中的传播:也称"产时传播",是指在分娩过程中,胎儿与带有艾滋病病毒的母血,以及宫颈和阴道分泌物接触而感染艾滋病病毒。大约 1/3 的母婴传播发生在产程中。目前认为,不经任何干预的情况下,分娩过程中艾滋病母婴传播率为 10% ~ 20%。

(3)产后传播:母乳喂养是造成产后传播的主要因素,即 HIV 感染母亲通过产后哺乳将 HIV 传播给婴儿。艾滋病母婴传播率同喂养方式及持续时间有关:混合喂养的婴儿发生母婴传播的危险高于纯母乳喂养婴儿;母乳喂养时间越长,婴幼儿感染 HIV 的危险越大。母乳喂养一年,艾滋病母婴传播的危险为 10% ~ 15%。当然，除了母乳喂养，口对口喂食也可能造成婴幼儿感染，不过所占比例很小。

4. 通过母婴传播而感染 HIV 的儿童如果没有及时治疗寿命能有多长?

通过母婴传播途径感染艾滋病病毒的儿童，通常在出生后 1 岁内出现症状，1/3 在 1 岁内死亡，50% 在 2 岁内死亡，平均存活期约是 7 年。美国的研究显示，通过母婴传播的 HIV 感染儿童存活到 10 岁的概率不足 30%。

5. 目前，世界范围内的母婴传播情况是怎样的?

世界范围内，儿童 HIV 感染中 90% 以上通过母婴传播而感染。在每年新发感染 HIV 的儿童中，90% 来自撒哈拉以南非洲地区，不同国家和地区的艾滋病母婴传播水平不同。在未采取任何干预措施的情况下，艾滋病母婴传播率为 15% ~ 50%。发达国家为 15% ~ 25%，发展中国家为 25% ~ 35%。采取综合的干预措施能有效减少艾滋病母婴传播的危险。2015 年 WHO 宣布古巴第一个消除了 HIV母婴传播，之后的泰国、白俄罗斯及亚美尼亚、斯里兰卡等国家也消除了艾滋病的母婴传播。我国整体艾滋病母婴传播率由未采取任何干预措施时的 34.8% 下降到 2020 年的 4%，部分地区艾滋病母婴传播率甚至降低至 2% 以下，有望成为下一个达到 WHO 消除 HIV

母婴传播标准的国家。

6. 剖宫产是 HIV 阳性母亲的唯一选择吗？什么情况下可以选择自然分娩？

HIV 阳性母亲不一定要剖宫产。对于未接受抗病毒治疗，病毒载量未知的孕妇，在妊娠满 38 周，临产前或胎膜早破之前采用选择性剖宫产术会使 HIV 母婴传播率降低 55% ~ 80%。但是对于已经接受抗病毒治疗而且 HIV 病毒载量 < 1 000 拷贝 /ml 的孕妇，或已经临产或胎膜早破的孕妇行剖宫产术可能对预防母婴传播没有益处，反而会增加手术感染性并发症的风险。这些情况下可以选择阴道分娩。

7. 预防 HIV 的母婴传播都有哪些措施？

（1）控制传染源：孕妇尽早进行抗病毒治疗，尽可能快地将病毒载量抑制到检测限以下，可以大大减低母婴传播的风险。

（2）切断传播途径：减少新生儿暴露的可能。比如选择合适的生产方式可以减少产时新生儿暴露；生产过程中避免损伤性操作；尽量选择人工喂养，避免或者尽可能缩短纯母乳喂养时间，杜绝混合喂养。

（3）保护易感者：HIV 阳性母亲所生的所有新生儿都应预防性应用抗病毒药物。

除此以外，还要注意做好宣教工作，预防育龄妇女感染 HIV，预防 HIV 感染的育龄妇女非意愿妊娠。

8. 预防母婴传播是一个全程多环节管理的问题吗？

是的，预防 HIV 母婴传播是一个全程多环节管理的问题，这些环节包括：①接受至少 5 次产前保健；②有效的检测和咨询，所有孕产妇及其配偶都应在第一次产检时接受 HIV 检测；③有效的抗病毒治疗，HIV 孕产妇应尽早开始启动抗病毒治疗，以保证有效的母婴阻断；④安全住院分娩，选择适宜的分娩方式，分娩过程中继续使用抗病毒治疗，产后选择安全的婴儿喂养方式；⑤产后保健与随访，母亲继续使用抗病毒治疗，新生儿及时有效预防用药，并进行检测和随访。全程管理的每一个环节都对预防母婴传播非常重要。

9. 增加 HIV 母婴传播风险的因素可能有哪些？

（1）孕产妇原因：

1）病情程度：这是影响垂直传播的高危因素，艾滋病患者较单纯的 HIV 感染者发生垂直传播的概率高 3 倍。

2）孕妇的病毒载量水平：HIV 阳性孕妇血液及生殖道分泌物中的病毒载量是发生垂直传播最直接的风险因素，母体中病毒载量越高，母婴传播概率越大。

3）孕妇的免疫状况：CD4 细胞计数的下降与母婴传播概率的

上升呈线性关系，随着 CD4 淋巴细胞数量的下降，母婴传播率几乎直线上升。

4）孕产妇的营养状况：母体营养状况不良会增加新生儿感染风险。

5）不良行为：孕妇的一些不良行为如吸烟、静脉吸毒、多性伴侣及孕期无保护性行为等可增加母婴传播风险。

6）产妇相关疾病：如性传播疾病、丙型肝炎病毒感染、绒毛膜羊膜炎、胎盘早剥、感染性因素等，以及各种导致胎盘炎症或破损的诱因均可增加母婴传播概率。

7）孕期损伤性操作：产前检查，如有损伤性操作如羊水穿刺、胎儿镜检查等，可能增加胎儿 HIV 感染的概率。

（2）胎盘因素：在妊娠过程中，胎儿通过不同的途径与母体细胞和体液接触，炎症等因素引起的胎盘损伤，均可以促进 HIV 的传播。

（3）分娩过程：

1）侵袭性操作：分娩过程中的侵袭性操作，如胎儿头皮电极、会阴侧切术、产钳或吸引器助产等，都可能增加胎儿感染 HIV 的概率。

2）胎膜早破：胎膜早破时间是影响母婴传播率的独立因素。破膜时间越长，母婴传播发生率越高。

3）产程过长：产程越长，使得胎儿与产道接触的时间越长，感染 HIV 的概率越高。

4）分娩方式：阴道分娩过程中，胎儿以较大体表面积暴露于宫颈分泌物和母血，增加了传播 HIV 的危险性。

5）其他产科方面的危险因素：早产、低体重儿、胎膜感染、滞产、产时出血及血性羊水等，也具有传播 HIV 的高危险性。

（4）产后喂养：

1）喂养方式：产后哺乳可造成 HIV 垂直传播。

2）乳腺疾病：当产妇患有乳腺炎、乳头皲裂、乳房脓肿时，母乳喂养时传播的概率明显增加。

10. 所有 HIV 阳性母亲所生的新生儿都需要做暴露后预防吗？

是的，所有 HIV 阳性母亲所生新生儿均需在出生后尽早（最好 6 ~ 12 小时内）开始预防性应用抗病毒药物，具体方案见本书"二、HIV 母婴传播阻断"中"24.HIV 暴露后新生儿如何预防性应用抗 HIV 药物？"。

11. 如果 HIV 感染母亲一直在抗病毒治疗且病毒载量控制在检测限以下，新生儿该如何做 HIV 母婴传播的预防？

这种情况下，除非有其他产科指征，否则可以选择自然生产。在生产过程中避免人工破膜、会阴外切等创伤性操作，尽量缩短产程，减少新生儿暴露风险。孩子出生后 6 小时内尽早预防性应用抗

病毒药物，具体预防用药方案见本书"二、HIV 母婴传播阻断"中
"24.HIV 暴露后新生儿如何预防性应用抗 HIV 药物？"。

12. 育龄期 HIV 阳性的女性在抗病毒治疗选择中需要考虑的问题有哪些？

　　育龄期 HIV 阳性的女性是一类相对特殊人群，比如她们需要面对的问题包括：避孕措施、孕前咨询、妇科问题、生育问题等。相关研究表明：绝大多数育龄期女性的意外怀孕与避孕措施不当有关，对于她们的孕前常规保健咨询和辅导非常重要；对于有怀孕意愿的育龄女性，在抗病毒治疗方案的选择时，应该选择对孕产妇和新生儿安全性最好的方案。具体用药方案见本书中"三、女性和抗反转录病毒治疗"的相关内容。

13. 如果临产时才发现母亲 HIV 感染，该如何处理？

　　（1）孕产妇应即刻给予抗病毒治疗，尽量选择抗病毒效果强的方案，例如包含整合酶抑制剂的方案。

　　（2）尽可能地选择剖宫产。

　　（3）新生儿出生后尽早服用 HIV 感染预防药物，具体用药方案见"二、HIV 母婴传播阻断"中"24.HIV 暴露后新生儿如何预防性应用抗 HIV 药物？"。

　　（4）选择人工喂养，不要母乳喂养。

14. 如果产妇的 HIV 感染状态不明确该如何处理？

（1）母亲尽快做 HIV 筛查（可以先使用快速检测的方法，1 小时出结果）。

（2）新生儿在最终确定结果前应按照母亲 HIV 阳性对待，即尽快开始使用暴露后预防药物，并暂时避免母乳喂养，如果最终母亲排除感染则可以终止暴露后预防措施。

15. 如果母亲既往的抗病毒治疗不规范，不排除对齐多夫定耐药，新生儿的暴露后预防药物该如何选择？

目前尚缺乏足够的数据以提供推荐方案。有研究认为，即便母亲体内存在齐多夫定耐药病毒株，但是因为耐药株的适应性较差，传播仍会以野毒株为主，也就是说传给孩子的还是敏感病毒株可能性大，所以也可以仍然给予新生儿齐多夫定进行预防性服药。目前没有证据表明需要按照母亲的耐药结果来选择预防性治疗方案。具体病例需要和医生讨论后制订方案。

16. 妊娠早期发现 HIV 阳性，该怎样做才能避免把 HIV 传染给孩子？

妊娠早期发现 HIV 阳性，只要采取正确的干预措施，就可避免把 HIV 传染给孩子。

（1）孕妇尽早接受抗病毒治疗。治疗方案选择参见"三、女性和抗反转录病毒治疗"中"8.目前推荐的初治育龄或妊娠女性抗病毒治疗方案是什么？"。

（2）对于所有血浆病毒载量 > 500 ~ 1 000 拷贝 /ml 的初治 HIV 感染孕妇，在启动 ART 前都应进行 HIV 耐药检测。但是，可以不等待耐药检测结果，先开始抗病毒治疗。待 HIV 耐药检测结果报回后，如有必要可调整抗病毒治疗方案。

（3）理想状况下，抗病毒治疗以后每个月进行 1 次病毒载量检测，直至血浆病毒载量降至检测下限以下，然后至少每 3 个月检测 1 次。在妊娠 34 ~ 36 周时再次检测病毒载量，以进一步评估分娩方式（病毒载量小于 1 000 拷贝 /ml 时可以自然分娩）。

（4）抗病毒治疗以后每 3 ~ 6 个月检测 1 次 CD4$^+$ T 淋巴细胞计数（对于持续病毒抑制良好，且 CD4 计数高于 200 个 /μl 的患者，每 6 个月检测 1 次）。

（5）病毒载量 > 1 000 拷贝 /ml 的孕妇，建议在妊娠 38 周时采用剖宫产分娩。

（6）新生儿：出生后 6 小时内尽早给予暴露后预防药物，其预防用药方案见"二、HIV 母婴传播阻断"中第 24 题。

17. 妊娠中晚期发现母亲 HIV 阳性，该如何处理？

（1）即刻给予孕妇抗病毒治疗。建议采用较强病毒学效果的治疗方案，例如包含整合酶抑制剂的方案，尽快控制病毒载量。

（2）晚期才开始抗病毒治疗，在妊娠 34～36 周时，病毒载量很可能不能控制在检测限以下，如果病毒载量＞1 000 拷贝/ml，建议在 38 周时采用剖宫产分娩。

（3）新生儿出生 6 小时内开始暴露后预防，具体预防用药方案参见"二、HIV 母婴传播阻断"中第 24 题。

18. HIV 阳性产妇生产过程中的产科相关处理都应该注意什么？

（1）安全助产操作：

1）尽量避免宫颈检查。

2）避免产程延长。如果需要，可考虑使用缩宫素来缩短产程。

3）避免常规人工破膜。

4）分娩过程中避免不必要的损伤性操作（侧切、产钳）。

5）尽量减少产后出血发生的风险。

6）仅在必要时输血。

（2）新生儿产后护理：

1）遵循标准防护原则。

2）缩短新生儿接触母亲血液、羊水及分泌物的时间。

3）有条件的情况下，交台下巡回护士处理；无条件的情况下，接生者更换手套再处理。

4）出生后立即钳夹脐带，断脐前用纱布覆盖，避免血液喷溅。

5）及时用流动的温水清洗婴儿。

6）用吸耳球清理鼻腔及口腔黏膜。

7）将新生儿放置于复苏台上护理，注意保暖。

8）避免损伤新生儿皮肤和黏膜。

9）操作手法应轻柔；使用低压吸痰器而不要使用常规吸痰器。

10）避免母乳喂养，杜绝混合喂养。

19. 如果不得已选择母乳喂养，有哪些方法可以减少 HIV 的垂直传播？

随着喂养时间的延长，母乳喂养传播 HIV 的风险成倍增长，纯母乳喂养最好不要超过 3 个月。母乳喂养过程中母亲要持续进行抗病毒治疗。如果在母乳喂养过程中母亲出现乳头皲裂、乳腺炎和脓肿或婴儿患有口腔溃疡要中断母乳喂养。可挤出母乳后加热，加热后母乳中的大多数营养素都能够保留。通过加热，可杀死母乳中的 HIV。

20. HIV 阳性母亲所生的婴儿如何进行免疫接种？

慎重进行。原则上，HIV 感染母亲所生儿童尚未确定是否感染前，应避免接种活疫苗，如卡介苗、脊髓灰质炎疫苗、麻疹疫苗、水痘带状疱疹疫苗等。建议在监测儿童有无艾滋病临床症状、CD4 细胞绝对计数及 CD4 细胞百分比的基础上，科学指导计划免疫。如果

CD4 细胞百分比 > 15%，或 5 岁以上 CD4 细胞绝对数 ≥ 200 个 /μl 的儿童原则上可以接种所有疫苗。

未完成预防接种的婴儿和儿童，避免在人群密集或通风不良的场所过久停留。在确定排除 HIV 感染后应尽快补种未接种的疫苗。建议 HIV 感染的儿童种流感嗜血杆菌疫苗，2 岁时应接种肺炎链球菌疫苗。

21. HIV 阳性母亲所生的孩子是否需要预防 PCP？怎么做？

世界卫生组织（WHO）和联合国儿童基金会（UNICEF）建议任何 HIV 感染母亲所生的婴幼儿都应接受 PCP 的预防性治疗，直到排除 HIV 感染。葡萄糖 -6- 磷酸脱氢酶（glucose-6-phoshate dehydrogenase，G-6PD）缺乏的新生儿禁用复方磺胺甲噁唑（复方 SMZ）。过敏或不能耐受者，可用喷他脒雾化吸入，但我国没有这种药物。

《国家免费艾滋病抗病毒药物治疗手册》（第 4 版）建议以下三种情况的儿童（< 14 岁）应给予复方 SMZ 预防 PCP：

（1）所有 HIV 感染母亲所生的婴儿在出生 4 ~ 6 周（ART 预防之后）都开始服用复方 SMZ，一直到排除 HIV 感染为止。

（2）确诊 HIV 感染的 1 ~ 5 岁儿童，CD4 细胞计数 < 500 个 /μl，或 CD4 细胞百分比 < 15%。

（3）确诊 HIV 感染的 > 5 岁儿童，CD4 细胞计数 < 200 个 /μl，

或 CD4 细胞百分比 < 15%。

体重小于 15kg 的儿童，尽可能选择复方 SMZ 混悬液（每 ml 含 SMZ 20mg，TMP 5mg）剂量如下：体重 < 5kg 者 2.5ml，每日 1 次；体重 5～15kg 者 5ml，每日 1 次。体重 15～30kg 者，复方 SMZ（片剂）1 片，每日 1 次；体重 > 30kg 者 2 片，每日 1 次。

22. 新生儿的暴露后预防服药是否会影响孩子的生长发育和寿命？

HIV 暴露新生儿预防性应用抗病毒药物基本不会影响生长发育和寿命。HIV 感染儿童生长发育的影响因素是生理、心理及社会多方面的，预防性抗病毒药物不是主要因素。

23. 从母婴阻断的角度上来说，除了 HIV 还要考虑哪些病原体的合并感染问题来保障新生儿的健康？

由于相似的传播途径，HIV 阳性的母亲常常还伴有 HBV、HCV 和梅毒的感染，在母婴阻断时应予以注意：

（1）HIV/HBV 共感染孕妇抗病毒治疗应包括 TDF 联合 3TC 或 FTC，新生儿出生 12 小时内应接种乙肝免疫球蛋白和乙肝疫苗。

（2）对 HIV/HCV 共同感染的孕妇，HCV 的治疗比较受限（口服抗 HCV 药物没有在孕妇中评估使用，并且在妊娠期间禁止用利巴韦林），新生儿应在出生 18 个月后行抗 HCV 检测，筛查阳性的婴儿应进行 HCV RNA 检测。也可以在出生 2 个月后进行 HCV RNA 病毒学检测以进行 HCV 的早期诊断。HIV/HBV 或 HIV/HCV 共感染孕妇应在开始 ART 1 个月后监测评估转氨酶，并且在妊娠期间至少每 3 个月评估 1 次。HBV 或 HCV 共感染的孕妇分娩方式依据标准的产科和艾滋病相关适应证，如果没有其他情况，并不需要剖宫产。

（3）梅毒的合并感染见本书"十、孕产期保健与预防 HIV、梅毒和乙肝母婴传播综合干预服务"。

24. HIV 暴露后新生儿如何预防性应用抗 HIV 药物？

所有 HIV 感染母亲所生婴儿均需预防性应用抗病毒药物，不管母亲 HIV 是否控制。

美国 DHHS 指南根据新生儿不同的围产期 HIV 暴露风险，推荐 HIV 暴露新生儿预防性用药见表 2-1。

表 2-1　HIV 暴露新生儿预防性用药推荐

围产期 HIV 传播风险水平	描述	新生儿的 ARV 治疗
围产期 HIV 传播的风险较低	妊娠期间接受 ART 并在分娩前获得持续的病毒学抑制（定义为经验证的 HIV RNA 水平 <50 拷贝 /ml）且新生儿无母体依从性的母体	接受 4 周 ZDV 治疗

围产期 HIV 传播风险水平	描述	新生儿的 ARV 治疗
围产期 HIV 传播风险较高	1)体在产前和产时未接受 ARV 药物治疗； 2)母体仅在产时接受 ARV 药物治疗； 3)母体在产前和产时接受 ARV 药物但在临产期特别是在阴道分娩时可检测到病毒载量； 4)母体在妊娠期或哺乳期患有急性或原发性 HIV 感染(在这种情况下,应停止母乳喂养)	使 用 ZDV、3TC 和 NVP(治疗剂量) 或 ZDV、3TC 和 RAL 从出生至出生后第 6 周实施假设性 HIV 治疗
新生儿可能暴露于 HIV	1)母体 HIV 感染状况未知,但在分娩期间或产后至少有 1 次 HIV 检测阳性； 2)新生儿 HIV 抗体检测呈阳性	对围产期 HIV 传播风险较高的新生儿进行上述 ARV 治疗； 如果补充检测证实母体没有感染 HIV,应立即停用新生儿 ARV 药物
新生儿患有 HIV	新生儿 HIV 病毒检测 /NAT 呈阳性	使用治疗剂量的三药 ARV 方案:ZDV+3TC+(NVP 或 RAL)

HIV 暴露新生儿预防性用药剂量见表 2-2。

二、HIV 母婴传播阻断

表 2-2　HIV 暴露新生儿预防性用药剂量

药物	按出生时胎龄给予的药物剂量
齐多夫定 （ZDV）	**出生时胎龄 ≥ 35 周** 从出生至 4 周龄： · ZDV 4mg/（kg·次），口服，每日 2 次 年龄 >4 周龄： · ZDV 12mg/（kg·次），口服，每日 2 次；仅对确诊感染 HIV 的新生儿增加至该剂量 **针对胎龄 ≥ 35 周且年龄在 4 周龄及以内的新生儿的基于体重段的简化给药方案如下**（所用药物为齐多夫定糖浆，10mg/ml）： 2 至 <3kg，1ml，每日 2 次； 3 至 <4kg，1.5ml，每日 2 次； 4 至 <5kg，2ml，每日 2 次 **出生时胎龄 ≥ 30 周至 <35 周** 从出生至 2 周龄： · ZDV 2mg/（kg·次），口服，每日 2 次 2 ~ 周龄： · ZDV 3mg/（kg·次），口服，每日 2 次 >6 ~ 8 周龄： · ZDV 12mg/（kg·次），口服，每日 2 次；仅对确诊感染 HIV 的新生儿增加至该剂量 **出生时胎龄 <30 周** 从出生至 4 周龄： · ZDV 2mg/（kg·次），口服，每日 2 次 4 ~ 8 周龄： · ZDV 3mg/（kg·次），口服，每日 2 次 >8 ~ 10 周龄： · ZDV 12mg/（kg·次），口服，每日 2 次；仅对确诊感染 HIV 的新生儿增加至该剂量
拉米夫定 （3TC）	**出生时胎龄 ≥ 32 周** 从出生至 4 周龄： · 3TC 2mg/（kg·次），口服，每日 2 次 年龄 >4 周龄： · 3TC 4mg/（kg·次），口服，每日 2 次

药物	按出生时胎龄给予的药物剂量
奈韦拉平 （NVP）	**出生时胎龄≥ 37 周** 从出生至 4 周龄： · NVP 6mg/（kg·次），口服，每日 2 次 年龄 >4 周龄： · NVP 200mg/[m²（BSA）·次]，每日 2 次；仅对确诊感染 HIV 的新生儿增加至该剂量 **出生时胎龄≥ 34 周至 <37 周** 出生至 1 周龄： · NVP 4mg/（kg·次），口服，每日 2 次 1 ～ 4 周龄： · NVP 6mg/（kg·次），口服，每日 2 次 年龄 >4 周龄： · NVP 200mg/[m²（BSA）·次]，每日 2 次；仅对确诊感染 HIV 的新生儿增加至该剂量
拉替拉韦 （RAL）*	**出生时胎龄≥ 37 周且体重≥ 2kg** · 从出生至 1 周龄： 2 至 <3kg，0.4ml（4mg），每日 1 次； 3 至 <4kg，0.5ml（5mg），每日 1 次； 4 至 <5kg，0.7ml（7mg），每日 1 次 · 1 至 4 周龄： 2 至 <3kg，0.8ml（8mg），每日 2 次 3 至 <4kg，1ml（10mg），每日 2 次 4 至 <5kg，1.5ml（15mg），每日 2 次 · 4 至 6 周龄 3 至 <4kg，2.5ml（25mg），每日 2 次 4 至 <6kg，3ml（30mg），每日 2 次 6 至 <8kg，4ml（40mg），每日 2 次

　　* 如果母体在分娩前 2 ～ 24 小时服用了 RAL，新生儿的首次 RAL 给药应延迟至出生后 24 ～ 48 小时；应尽快开始额外的 ARV 药物治疗

根据国家卫生健康委《预防艾滋病、梅毒和乙肝母婴传播工作规范（2020 年版）》的规定，暴露于 HIV 的新生儿出生后 6 小时内尽早开始服用 HIV 预防药物，根据围产期 HIV 暴露风险不同，推荐用药方案不同。

1）对于普通暴露风险儿童，可以选择以下 AZT 方案或 NVP 方案中的一个；选择母乳喂养的新生儿，首选 NVP 方案，具体推荐见表 2-3、表 2-4。

表 2-3　NVP 方案

出生体重	用药剂量	用药时间
≥ 2 500g	NVP 15mg（即混悬液 1.5ml），每日 1 次	出生 6 小时内服药，疗程 4 周
< 2 500g 且≥ 2 000g	NVP 10mg（即混悬液 1.0ml），每日 1 次	
< 2 000g	NVP 2mg/kg（即混悬液 0.2ml/kg），每日 1 次	

表 2-4　AZT 方案

出生体重	用药剂量	用药时间
≥ 2 500g	AZT 15mg（即混悬液 1.5ml），每日 2 次	出生 6 小时内服药，疗程 4 周
< 2 500g 且≥ 2 000g	AZT 10mg（即混悬液 1.0ml），每日 2 次	
< 2 000g	AZT 2mg/kg（即混悬液 0.2ml/kg），每日 2 次	

2）如孕产妇符合以下条件之一时，则新生儿属于 HVI 围产期高暴露，需要采用三联药物阻断：①孕晚期 HIV 病毒载量 >50 拷

贝/ml；②孕晚期 HIV 病毒载量未知，且孕妇 ART 短于 12 周；③临产或分娩后，孕产妇 HIV 初筛实验阳性；

三联药物方案如下：①出生后 2 周内：AZT+3TC+NVP。②出生 2～6 周：AZT+3TC+LPV/r。

（代丽丽　孙丽君　吴爱萍）

三、女性和抗反转录病毒治疗

1. 抗病毒治疗药物是否会影响女性的生殖功能？

目前没有证据显示 HIV 感染或抗病毒治疗药物会影响女性的生殖功能。

2. 对于育龄期 HIV 感染女性是否建议抗病毒治疗？

对于育龄期 HIV 感染女性，一旦发现 HIV 感染，应尽早进行抗病毒治疗。抗病毒治疗可以大大降低 HIV 母婴传播的危险。不管血浆病毒载量或 CD4$^+$ T 淋巴细胞计数水平如何，建议所有妊娠及准备妊娠的 HIV 感染女性都应尽早开始抗病毒治疗，并在整个妊娠期维持病毒载量低于检测下限，以防止母婴传播。抗反转录病毒药物减少围产期 HIV 传播的几种机制：包括降低产妇产前病毒载量，提供新生儿暴露前预防。孕妇 ART 联合新生儿的 HIV 暴露后预防措施可以使母婴传播的风险减到最低。孕妇产前病毒载量与 HIV 围生期传播的风险相关，因此需要尽可能快速抑制病毒载量降到检测限以下。

3. 妊娠或者处于育龄的 HIV 感染女性抗病毒治疗方案选择上应注意什么？

妊娠期间抗病毒治疗需要考虑多种因素，包括合并症、便利性、不良反应、药物相互作用、耐药、药代动力学，以及孕期用药经验等。根据既往研究表明，妊娠早期与妊娠晚期服用抗病毒药物比较，婴儿出生缺陷率无差异。因此，不认为孕早期抗病毒治疗会增加胎儿畸形的风险。在孕妇的抗病毒治疗过程中，尤其要强调抗病毒治疗的依从性，并严密监测病毒载量的变化，在病毒载量控制不佳时（50 ~ 1 000 拷贝 /ml），应及时进行 HIV 耐药检测。如果有耐药发生，需要及时调整治疗方案。

4. 一直在抗病毒治疗的女性发现已经妊娠，是否需要更换目前的治疗方案？

如果正在服用的抗病毒学方案耐受性好，并且病毒载量抑制到检测限以下，不需要更换治疗方案。即便正在使用包含依非韦伦或者多替拉韦的 ART 方案，在病毒载量控制良好的情况下也不需要更换治疗方案。如果病毒载量控制不良，HIV RNA $\geq$ 500 或 1 000 拷贝 /ml 应进行耐药检测，并根据耐药检测结果调整治疗方案。

5. 孕晚期的女性发现 HIV 抗体阳性，该如何选择抗病毒治疗方案？

（1）总的原则是尽早开始抗病毒治疗，避免孕晚期再启动抗病毒治疗，尽可能快地将病毒载量抑制到检测限以下。同时还要考虑到药物对胎儿的毒副作用，以及孕妇的耐受性等。

（2）尽可能完善基线耐药检查以根据耐药结果来调整治疗方案。

（3）对于孕晚期的患者在药物选择上应首选病毒抑制最快的药物，例如包含整合酶抑制剂的抗病毒治疗方案。有研究证实，孕晚期病毒载量高的孕妇接受包含拉替拉韦或多替拉韦的抗病毒治疗方案，治疗 2 周病毒载量下降 2log 拷贝 /ml。美国 DHHS 孕妇抗病毒治疗指南已经推荐拉替拉韦或者多替拉韦作为首选的孕妇抗病毒治疗药物之一。

6. ARV 药物存在致畸性吗？该如何选择？

药物的致畸性不仅仅与这个药物本身有关系，还与胎儿周龄、共同使用的其他药物，以及暴露时间等因素有关。一般我们的药物致畸性数据主要来源于动物实验，当然也有部分临床应用数据，所以可靠性并不能绝对保证。总的来说，使用抗病毒药物后新生儿发生畸形和出生缺陷的概率没有显著性增加。

既往在非人灵长类动物的试验中发现依非韦伦存在对胎儿的致畸作用，如无脑儿、无眼畸形及腭裂等，但是在后期的 Meta 分析中也并没有显现在妊娠早期应用依非韦伦会显著增加神经管畸形的发生率。

目前 WHO 没有关于妊娠患者抗病毒治疗专门的指南，推荐的成人抗病毒治疗一线方案为 TDF+3TC（或 FTC）+DTG，EFV 400mg/d 作为备选方案。在美国 DHHS 抗病毒治疗指南中，推荐多替拉韦为孕妇和备孕妇女的首选药物，依非韦伦作为次选药物。

在博茨瓦纳的 Tsepanmo 研究中，发现怀孕妇女在受孕前服用多替拉韦后，新生儿神经管畸形的风险为 0.19% 高于非多替拉韦组新生儿神经管畸形的发生风险（0.11%），但差异无统计学意义。

7. 抗病毒治疗药物是否会引起早产？

妊娠期服用抗病毒药物的孕妇所生孩子，其出生缺陷和生长发育相关指标和普通孕妇所生的孩子指标结果差异没有统计学意义。

8. 目前推荐的初治育龄或妊娠女性抗病毒治疗方案是什么？

基于药物相关疗效及安全性的临床研究数据、药物在孕产妇药代动力学数据，以及各国家地区的药物可及性，各国家、地区或者医学组织制定了育龄期或者妊娠期女性的初治 HIV 抗病毒治疗推荐。临床常用指南的推荐见表 3-1。

表 3-1　育龄期或者妊娠期女性的初治 HIV 抗病毒治疗推荐

		核苷类反转录酶抑制剂（NRTI）	非核苷类反转录酶抑制剂（NNRTI）	蛋白酶抑制剂（PI）	整合酶转移抑制剂（INSTI）
DHHS, 2020	首选	ABC/3TC, TDF/FTC, TDF/3TC	–	ATV/r, DRV/r	RAL, DTG
	备选	AZT/3TC, TAF/FTC	EFV, RPV		–
EACS, 2020	推荐	ABC/3TC, TDF/FTC, TDF/3TC, TAF/FTC（孕 14 周以上）		DRV/r	RAL, DTG（孕 8 周后）
IAS-USA, 2020	推荐	ABC/3TC（FTC）, TDF/FTC（3TC）	EFV, RPV	ATV/r, DRV/r	RAL, DTG（妊娠无须换药）
WHO, 2019	首选	TDF+3TC（FTC）		–	DTG（患者需知情）
	备选	–	EFV 400mg	–	–
中国指南, 2018	首选	TDF/FTC（3TC）, ABC/3TC		LPV/r	RAL
	备选	AZT+3TC	EFV, RPV, NVP	–	DTG（不推荐 8 周内使用）

9. 妊娠女性在抗病毒治疗过程中应该注意哪些方面的监测？

孕产妇抗病毒过程中应进行相关的检测，监测治疗效果和可能的副作用。

（1）毒副反应的监测：包括血常规、尿常规、肝功能、肾功能、血脂、血糖等。

（2）血浆病毒载量的检测：理想状况下，应在开始抗病毒治疗前、治疗后 2～4 周，以及以后每月进行 1 次，直至血浆病毒载量降至检测下限以下，然后至少每 3 个月监测 1 次。在妊娠 34～36 周时检测病毒载量，以进一步评估分娩方式。

（3）CD4$^+$ T 淋巴细胞计数：基线检测一次，以后每 3～6 个月监测 1 次（对于持续病毒抑制且 CD4 计数高于 200 个 /μl 的患者，每 6 个月监测 1 次）。

（4）对于所有血浆病毒载量高于检测水平阈值（即 > 500～1 000 拷贝 /ml）的初治 HIV 感染孕妇在开始抗病毒治疗前都应进行 HIV 耐药检测。

10. 妊娠反应比较重的妇女该如何选择抗病毒治疗药物？

服用齐多夫定和洛匹那韦 / 利托那韦的患者容易出现不同程度的胃肠反应，如果妊娠反应比较重的患者，应该评估和随访药物的胃肠反应，调整饮食结构，妊娠期不能耐受的患者，可以调整对应的药物方案。

11. 贫血孕妇该如何选择抗病毒治疗药物？

贫血常见于孕妇，特别在农村等地区更容易发生，艾滋病、贫血可能同时发生在同一个患者身上，彼此相互作用，导致个体病情恶化。有抗病毒治疗指征而又贫血（血红蛋白 < 9g/dl）或者基线中性粒细胞低于 $0.75 \times 10^9/L$ 的妇女，应该避免选择含齐多夫定的治疗方案，并进行贫血治疗。HIV 感染的孕产妇如果合并贫血，建议采用替诺福韦（或阿巴卡韦）+ 拉米夫定 + 依非韦伦方案，但在应用替诺福韦之前，须进行肾功能检测，eGFR < 60ml/min 的患者避免应用替诺福韦。应用阿巴卡韦之前必须进行 HLA-B*5701 基因检测，阳性的人不能应用阿巴卡韦。

12. 肾功能不全的女性该如何选择抗病毒治疗药物？

富马酸替诺福韦二吡呋酯（TDF）有肾毒性，eGFR < 60ml/min 的患者不能应用 TDF，可以选择阿巴卡韦或齐多夫定。阿巴卡韦在肾功能不全时无须调整剂量，而当 eGFR < 50ml/min 时，需要相应调整齐多夫定的剂量。当肾损害患者 eGFR>30ml/min 时，也可以选择恩曲他滨丙酚替诺福韦片（TAF/FTC）。

13. 接受 ART 后，女性相对男性钙流失率是否更高？

女性在中年以后钙流失率会比男性相对高一些，但是关于抗病毒治疗后女性感染者钙流失率是否多于男性，目前尚缺乏研究数据。

14. HIV/HBV 共感染的女性如何选择抗 HIV 药物？

HIV/HBV 共感染的女性抗 HIV 药物的选择和男性并无不同，治疗方案中必须包含 TDF（或者 TAF）＋拉米夫定（或者恩曲他滨）。而且，如果因故暂停抗 HIV 治疗，必须密切监测肝功能的变化，或者加用抗 HBV 药物，谨防肝功能恶化。

（代丽丽　孙丽君）

四、HIV 感染风险及预防

1. 艾滋病的传播途径有哪些?

艾滋病是获得性免疫缺陷综合征的简称，由 HIV 感染引起，其传播的途径有以下三种：①性行为传播。同性或异性之间无保护的肛门性交、阴道性交和口交都可以造成不同程度的 HIV 传播。在世界范围内，无保护的性行为是主要的 HIV 传播途径。②血液传播。HIV 污染的血液或体液通过血管或体表破损直接进入健康人体内造成的 HIV 传播。主要包括输入 HIV 污染的血液或血制品、共用注射器静脉吸毒、职业暴露、移植 HIV 污染的器官等。③母婴（垂直）传播。HIV 感染的妇女在妊娠、分娩和哺乳过程中造成的 HIV 传播。母体病毒水平越高，母婴传播概率越大，母体 CD4 阳性 T 淋巴细胞计数越低，母婴传播概率越高。羊膜早期破裂、阴道分娩、产钳或吸引器助产是母婴传播 HIV 的高危因素。

2. 如何评估血液传播的风险？

接受 HIV 污染的血液或血制品，单次暴露的感染概率是 90%～100%；静脉吸毒共用未经消毒或消毒不严格的注射器，单次暴露感染的概率约为 0.67%；被 HIV 污染的针头刺破皮肤，皮肤伤口或黏膜直接接触到 HIV 污染的血液或体液，单次暴露的感染概率是 0.3%～0.5%。

3. 如何评估性接触中艾滋病的传播风险？

在一次无保护性行为中，肛交容受方的感染概率是 0.1%～0.3%，肛交插入方的感染概率是 0.03%；在一次阴道性行为中，男性传染给女性的概率是 0.1%～0.2%，女性传染给男性的概率是 0.03%～0.1%。口交风险极低，有个别感染的案例报道，但没有经过序列测定证实。

4. 在异性性行为中，为什么女性容易感染艾滋病？

由于女性生殖器结构和性生活体位的特性，在性行为中女性暴露的黏膜面积较男性更多。性交结束后在女性体内的精液很多，而在男性龟头上的阴道分泌物则相对较少。在龟头的分泌物很快干燥，而在阴道内的精液则可能存留很长时间。包皮环切术后男性的HIV感染风险下降，一方面由于包皮环切术后龟头暴露更充分、干燥也更快，去除了潮湿环境可能导致的感染；另一方面包皮内侧黏膜含有 HIV 靶细胞，其中包括朗格汉斯细胞、树突状细胞、CD4$^+$T 淋巴细胞和巨噬细胞，包皮环切术可减少这种靶细胞所致的 HIV感染风险。

5. 口交是否会传染艾滋病？

口交男传女或女传男的案例及男男口交感染的案例均有个别报道，但很难确定是否单独通过口交感染，目前尚未有经过测序证实的口交传染艾滋病案例。口周或口腔、咽喉部位存在破损或溃疡、口内射精或对方合并其他性病会增加 HIV 感染的风险。2002 年发表于 *AIDS* 的一项队列研究收录 135 对血清学不一致的异性伴侣，在 19 000 次不安全口交暴露行为中，无一例感染 HIV。

6. 接吻是否有感染艾滋病风险？

唾液中病毒的含量极少，单纯的唾液不会传染 HIV，一般礼节性接吻不会感染 HIV，但深吻持续时间长或动作剧烈，可能造成口腔黏膜破损，HIV 病毒可通过口腔创面或溃疡传染。

7. 日常生活和工作中是否会传播艾滋病?

在日常生活和工作中,与艾滋病患者握手、拥抱、礼节性接吻,一起进餐,共用劳动工具、办公用品、钱币等不会感染 HIV。HIV 不会通过马桶圈、电话机、餐饮具、卧具、游泳池或浴池等公共设施传播。咳嗽和打喷嚏不会传播 HIV。蚊虫叮咬不会传播 HIV。与艾滋病患者一起旅游度假,在生活上照顾艾滋病患者时,不会有感染的危险。接触 HIV 感染者的尿液、汗液、泪液、乳汁、粪便不会感染 HIV。

8. 献血是否会感染艾滋病?

正规采血机构的所有人员均需具备采供血人员执业证,经过专业的培训,采供血遵循严格的操作规程,采血时所使用的针头及血袋均是由国家批准、检测合格的一次性医用耗材,一人一袋,绝对不会交叉使用,所有一次性医用耗材都按照《医疗废物管理条例》的要求,在使用后统一交给正规的医疗废弃物处理公司,不得重复使用。因此,在正规献血点献血是安全的,不会感染 HIV。

9. 被艾滋病患者抓伤或咬伤会不会感染艾滋病?

HIV 存在于血液、精液、阴道分泌物和组织液中,艾滋病患者手上并没有病毒,被艾滋病患者抓伤不会感染 HIV。艾滋病患者口腔的唾液病毒含量极少，咬伤一般不会感染。但如果口腔有破损、溃疡或出血，可能有较低的感染风险。

10. 与长期接受治疗的艾滋病患者发生性行为是否会感染？

研究显示，HIV 病毒载量水平是 HIV 病毒传播唯一的生物学预测指标，血浆病毒载量水平越高，传播风险越大。

HPTN 052、PARTNER 和 Opposites Attract 三项多国联合研究显示，在大约 3 000 对 HIV 血清不一致的性活跃伴侣接受抗病毒治疗，在病毒载量达到持续抑制后进行无套肛交或阴道性交，在累计近 150 000 次无保护性行为中，无一例 HIV 阴性伴侣被阳性性伴侣感染。

2019 年 12 月，美国 DHHS（健康和公众服务部）成人和青少年 HIV 感染抗逆转录病毒药物应用指南也正式认可了 U=U，即：病毒载量检测不出 = 不传播 HIV。该指南指出，抗 HIV 治疗 6 个月以上且 HIV 病毒载量确定控制在 <200 拷贝 /ml，HIV 感染者不会通过性途径传染性伴侣。但是，该指南强调了 ART 服药依从性和监测 HIV 病毒载量的重要性。

11. 如果夫妻双方都是艾滋病患者，性生活时可以不戴安全套吗？

即便夫妻双方都是艾滋病患者，性生活也要戴安全套。因为性生活不戴安全套可能具有以下风险：

（1）交叉感染的风险：耐药的一方可能将耐药病毒株传染给对方，导致对方也出现耐药。如果感染的是不同亚型，亚型之间可能发生重组，重组的病毒株在病毒复制和耐药性方面可能有所不同，可能导致当前或后续的抗病毒治疗失败。如果双方经过抗病毒治疗，病毒复制达到长期抑制，这种交叉感染风险几乎可以忽略。

（2）女方意外妊娠的风险：一些抗病毒药物可能与口服避孕药物产生相互作用导致避孕失败，避孕药也会影响抗病毒治疗效果。因此，在使用口服避孕药之前应咨询相关医生或专家。如果发生意外妊娠，应尽早咨询相关专家，采取母婴阻断措施，尽量减少母婴传播的概率。

（3）感染其他性传播疾病的风险：如果一方感染其他性病，如淋病、非淋菌性尿道炎或宫颈炎、尖锐湿疣、梅毒等，可导致对方也感染性病。一旦发现性病，双方应同时到正规医院进行积极治疗，否则，即使一方暂时治愈，也会反复从另一方获得感染，导致疾病迁延不愈，甚至引起不孕不育或对内脏造成损害。

12. 什么是 HIV 暴露？

所谓 HIV 暴露，是指 HIV 污染或潜在污染的血液、组织、体液或其他物体接触到破损皮肤或黏膜，或进入到血管，从而使暴露者置于 HIV 感染风险的境地。以上情况统称为 HIV 暴露，在职业工作中发生的 HIV 暴露，称为 HIV 职业暴露，发生于职业以外的暴露，称为 HIV 非职业暴露。

13. 哪些暴露源具有传染性？

确定具有传染性的暴露源包括血液、体液、精液和阴道分泌物。脑脊液、关节液、胸腔积液、腹水、心包积液、羊水也具有传染性，但其引起感染的危险程度尚不明确。粪便、鼻分泌物、唾液、痰液、汗液、泪液、尿液及呕吐物通常认为不具有传染性。

14. HIV 职业暴露后发生感染的风险是多少？

HIV 暴露后发生感染的风险与暴露源的病毒载量高低、暴露的类型及暴露的严重程度有关。在职业暴露中 HIV 污染血液针刺暴露的感染风险为 0.3%，黏膜暴露后感染的风险为 0.09%，破损皮肤暴露后感染的风险小于黏膜暴露，体液和组织液暴露的风险小于血液暴露。在评估针刺暴露时，针具上有肉眼可见的患者血迹、直接刺入静脉或动脉、深度刺伤等因素与风险增加有关。艾滋病晚期患者由于病毒载量较高，暴露后感染的风险也会增加。

15. HIV 暴露后局部如何处理？

发生 HIV 暴露后，需要及时处理局部污染的皮肤或黏膜：从近心端向远心端轻柔挤压伤处，尽可能挤出损伤处的血液，再用肥皂液、流动的清水或生理盐水冲洗伤口；用 75% 乙醇或 0.5% 聚维酮碘对伤口局部进行消毒和包扎处理。

污染眼部等黏膜时，应用大量等渗氯化钠溶液反复对黏膜进行冲洗；如黏膜处存在伤口时，可用 0.05% 碘伏进行消毒。

16. 什么是 HIV 暴露后预防？

尚未感染 HIV 的人，在发生 HIV 暴露后，例如无防护的插入式性行为、无严格消毒的医疗器械侵入式操作、文身、穿耳洞、共用针具吸毒等，采用 HIV 抗病毒药物以预防暴露者感染 HIV 就是暴露后预防。暴露后 72 小时内进行口服抗病毒治疗药物的预防措施，可以大大降低 HIV 感染风险。

17. 何时开始 HIV 暴露后预防用药？疗程是多久？

在发生 HIV 暴露后尽可能在最短的时间内（尽可能在 2 小时内）进行预防性用药，最好不超过 24 小时。但即使超过 24 小时，也建议实施预防性用药。超过 72 小时以后，不推荐进行预防性用药。但对于高风险暴露（如针刺暴露于 HIV 感染者），即便超过 72 小时也可以服用预防性药物。

预防用药疗程是 28 天，在服药期间密切观察药物的不良反应。开始预防性服药后，如果暴露源检测阴性，应停止用药；如果怀疑暴露源处于 HIV 感染急性期，可继续用药。

18. HIV 暴露后预防如何选择治疗方案？

暴露后预防建议采用三联或三联以上药物方案，选择药物的原则是良好的抗病毒效果、良好的安全性和耐受性、暴露源对于所选药物不耐药，通常新上市的药物具有这些特点。

美国指南推荐：对于成人和年龄 ≥ 13 岁的青少年，预防用药组合首选恩曲他滨替诺福韦片 1 片、每日 1 次 + 拉替拉韦 400mg、每 12 小时或者多替拉韦 50mg、每日 1 次。替代组合是恩曲他滨替诺福韦片 1 片、每日 1 次 + 达芦那韦 /利托那韦片（800mg/100mg）每日 1 次。对于 Ccr ≤ 59ml/min 者，将恩曲他滨替诺福韦片换成齐多夫定 + 拉米夫定，并根据 Ccr 调整药物剂量，HLA-B*5701 阴性者可以使用阿巴卡韦。

对于 2 ~ 12 岁的儿童，首选方案是替诺福韦 / 恩曲他滨 + 拉替拉韦，替代方案是替诺福韦 / 恩曲他滨或齐多夫定 / 拉米夫定 + 洛匹那韦 / 利托那韦（剂量根据年龄和体重调整）。

对于 4 周龄 ~ 2 岁的儿童，首选方案是齐多夫定口服液 + 拉米夫定口服液 + 拉替拉韦或者洛匹那韦 / 利托那韦口服液，替代方案是齐多夫定口服液 + 恩曲他滨口服液 + 拉替拉韦或者洛匹那韦 / 利托那韦口服液（剂量根据年龄和体重调整）。

欧洲艾滋病临床协会（EACS）2020 年指南推荐方案是 TDF/FTC 或者 TAF/FTC+ 拉替拉韦或达芦那韦 / 利托那韦（考比司他）。TDF/FTC 或者 TAF/FTC+ 多替拉韦、TAF/FTC/BIC 可以作为备选方案。

根据《中国艾滋病诊疗指南（2018 版）》，我国暴露后预防首选推荐方案为：TDF/FTC + RAL 或 DTG 等 INSTIs；根据当地资源，如果 INSTIs 不可及，可以使用 PIs（如 LPV/r 和 DRV/r）；对合并肾脏功能下降者，可以使用 AZT/3TC。

19. HIV 职业暴露后怎样进行随访？

暴露者在基线、暴露后 4 ~ 6 周、12 周、4 个月检测 HIV 抗原抗体，如果不能检测抗原，6 个月时检测抗体。如果因暴露感染了 HCV，暴露后 6 个月也需要检测 HIV 抗原抗体。

血生化检测：在基线和暴露后预防 2 周和 4 周检测血肌酐和转氨酶。如果有发热、严重皮疹、恶心呕吐等不良反应，应随时检测血常规和肝肾功能。其他检测：暴露者如果在随访过程中发现 HIV 阳性，需要进行 CD4 细胞、HIV 病毒载量和 HIV 耐药检测。

20. 接触 HIV 暴露源时应如何采取保护措施？

（1）进行可能接触患者血液、体液的诊疗和护理工作时，必须佩戴手套，操作完毕脱去手套后，应立即洗手。

（2）在进行有可能发生血液、体液飞溅的诊疗和护理操作过程中，医务人员除需佩戴手套和口罩外，还应佩戴防护眼镜；当有可能发生血液、体液大面积飞溅，有污染操作者身体的可能时，还应穿上具有防渗透性能的隔离服。

（3）医务人员在进行接触患者血液、体液的诊疗和护理操作时，若手部皮肤存在破损时，必须戴双层手套。

（4）使用后的锐器应当直接放入不能刺穿的利器盒内进行安全处置；抽血时建议使用真空采血器，并应用蝶型采血针；禁止对使用后的一次性针头复帽；禁止用手直接接触使用过的针头、刀片等锐器。

21. 什么是 HIV 暴露前预防？

暴露前预防（PrEP）是指 HIV 阴性人群在发生暴露前预先服用抗病毒药物以防止 HIV 感染的一项措施。研究表明，遵医嘱服用暴露前预防性药物可将无保护性行为中 HIV 传播的风险减少90% 以上。

22. 哪些人适合进行 HIV 暴露前预防？

具有 HIV 感染风险、肾功能正常的 HIV 阴性者可进行暴露前预防，主要包括以下人群：

（1）血清不一致伴侣，HIV 感染者的病毒载量没有达到完全抑制。

（2）近半年有高危性行为或性病的男男性行为者（MSM）或变性人。

（3）与 HIV 流行地区女性发生无套性行为的性活跃异性恋

男性。

（4）与 HIV 低流行地区的高危女性（如性工作者、静脉吸毒者）发生无套性行为的异性恋男性。

（5）与高危男性（如静脉吸毒者、双性恋者、来自高流行地区的男性）发生无套性行为的异性恋女性。

（6）近 6 个月共用注射器具的静脉吸毒者。此外，有高危行为者可能不愿透漏一些信息，临床医生应理解患者并告知暴露前预防的风险和益处。

23. HIV 暴露前预防的风险和益处有哪些？

HIV 暴露前预防主要采用恩曲他滨替诺福韦片，其风险主要是药物的毒副作用，短期内有胃肠道反应，长期服药可能出现肾脏损害、骨质疏松等，停药后基本可以恢复。2019 年 10 月，恩曲他滨丙酚替诺福韦片（Ⅱ）被 FDA 批准用于男男性行为者的暴露前预防，恩曲他滨丙酚替诺福韦片（Ⅱ）疗效与恩曲他滨替诺福韦片相当，在肾脏和骨骼方面的安全性更高。另一个风险是预防失败导致感染后继续服用二联药物可能产生耐药。

HIV 暴露前预防的益处是在依从性良好的情况下可显著降低 HIV 感染的风险，缓解暴露者紧张焦虑的情绪，在整体上减少了因为 HIV 感染而付出的巨大经济负担。

24. HIV 暴露前预防的用药方案是什么?

HIV 暴露前预防采用的用药方案是恩曲他滨替诺福韦片或恩曲他滨丙酚替诺福韦片（Ⅱ），每次 1 片，每日 1 次。对于具有高风险性行为的 MSM，暴露前预防可以"按需"服药 [每次性交前 2～24 小时服用 2 片恩曲他滨替诺福韦片或恩曲他滨丙酚替诺福韦片（Ⅱ），在首次服药 24 和 48 小时后各服用 1 片]。如果是"按需"服用，每周的总剂量不应超过 7 片。

25. HIV 暴露前预防应当注意的问题有哪些?

（1）在开始暴露前预防之前，应当了解乙型肝炎病毒血清的状况。

（2）暴露前预防只是一种医疗干预，目的是减少 HIV 感染风险，但并不能预防其他疾病（如梅毒、丙型病毒性肝炎等），并且应该与其他预防性干预措施联合使用。性行为的暴露前预防用药，应当在医生指导下进行。

（3）暴露前预防可长期实施，但每隔 3 个月应进行相关检查，包括 HIV 相关检查及血常规、肝肾功能等。如果在随访中发现感染了 HIV，应立即终止暴露前预防用药，进行综合评估，纳入 HIV 治疗体系。

（王　前　张宏伟）

五、HIV阳性家庭的生育

1. HIV感染后是否可以结婚生孩子？

在法律的意义上，HIV感染者与正常人一样，完全享有法律所规定的公民权利，可以行使自己的"结婚生子"的合法权利。2002年，卫生部印发的《婚前保健工作规范（修订）》中规定："对于婚检发现的可能会终生传染的不在发病期的传染病患者或病原体携带者，在出具婚前检查医学意见时，应向受检者说明情况，提出预防、治疗及采取其他医学措施的意见。若受检者坚持结婚，应充分尊重受检双方的意愿，注明'建议采取医学措施，尊重受检者意愿'。"

2006年国务院公布实施的《艾滋病防治条例》明确提出："任何单位和个人不得歧视艾滋病病毒感染者、艾滋病病人及其家属。艾滋病病毒感染者、艾滋病病人及其家属享有的婚姻、就业、就医、入学等合法权益受法律保护。"因此，只要双方愿意并保证采取防止对方被传染的相应措施，没有理由不让他们结婚生子。

《艾滋病防治条例》第三十八条规定：艾滋病病毒感染者和艾滋病病人应当履行下列义务：①接受疾病预防控制机构或者出入境检验检疫机构的流行病学调查和指导；②将感染或者发病的事实及时告知与其有性关系者；③就医时，将感染或者发病的事实如实告知接诊医生；④采取必要的防护措施，防止感染他人。艾滋病病毒感染者和艾滋病病人不得以任何方式故意传播艾滋病。

因此，艾滋病病毒感染者和艾滋病患者履行以上的法定义务，也有结婚生子的权利。

2. HIV 单阳家庭夫妻在预防感染方面需要注意什么？

（1）保障性伴侣知情权，在适当的时机进行性伴侣告知，让夫妻性行为建立在理解、尊重、平等和安全的基础上。

（2）HIV 阳性伴侣应进行抗病毒治疗，病毒载量维持在检测不到水平，并定期对 HIV 阴性伴侣进行检测。

（3）加强安全套的使用，确保性生活的安全。只有在长期达到病毒学抑制，选择自然受孕时，才考虑发生无套性行为。

（4）了解 HIV 传播相关知识，以下行为均不会传染 HIV：与 HIV 感染者共同就餐或共用餐具、共用水源、共用交通工具、共用房间、共用马桶、洗脸池/盆或其他卫生设备（不包括易造成出血的设备如牙刷、剃须刀等）、共用电话、电脑，以及其他办公设备、共同游泳或淋浴、握手、拥抱、礼节性接吻、近距离交谈、打喷嚏、咳嗽、蚊虫叮咬。

（5）妥善处理并消毒 HIV 感染者的血液和分泌物，尽量避免与 HIV 阴性者的伤口或黏膜接触。

3. HIV 单阳家庭是否会把 HIV 传染给孩子？

HIV 女阳男阴家庭通过母婴垂直传播可能会传染小孩，随着母婴阻断措施的应用，母婴传播率显著下降，可以低至 2% 以下甚至更低。

在 HIV 男阳女阴家庭中，男性精液中含有 HIV 病毒，可能传染给女方，但精子本身不含 HIV，如果在受孕过程中，女方没有感染，婴儿就不会感染。如果女方感染，可以采取母婴阻断措施，降低孩子感染率。

4. HIV 单阳家庭生育方式有哪些？

HIV 单阳家庭生育可能存在的如下风险：①阴性伴侣感染风险；②婴儿感染风险；③由于疾病无力养育小孩。但由于医疗技术的发展，HIV 单阳家庭仍然可以选择适合自己的生育方式，包括自然受孕和辅助生育技术。辅助生育技术包括供体精子、洗精术、宫腔内人工授精（intrauterine insemination，IUI）、体外受精（in vitro fertilization，IVF）等。

5. HIV 单阳家庭在准备生育时为何要进行抗病毒治疗？

抗病毒治疗可以有效抑制病毒复制，提高 HIV 感染者的 CD4 细胞数量，减少感染者艾滋病相关和非相关疾病的发病率和死亡率。尽管 HIV 感染男性与未感染男性常规精液检查没有显著差异，但随着 HIV 疾病进展，形态正常的精子的数量和活动度下降，圆形细胞增多，同时精液的黏稠度增加。精子浓度与 CD4 细胞计数可能呈正相关，一项回顾性研究显示，42% 的 HIV 感染男性精液检查中可能存在至少一项精液检查参数异常。抗病毒治疗可以改善生育能力，提高免疫力，有效预防机会性感染的发生，而且，可以降低自然受孕时 HIV 阴性伴侣的感染率。

6. 在备孕时生育力方面应当如何评估？

在备孕时应当进行以下方面的评估：

（1）精液分析：应评估是否存在白细胞精子症。如果存在白细胞精子症，可能增加传播 HIV 的风险。精液参数也可能影响治疗的选择。及时发现精液中存在的问题，并做相应处理，以提高生育率。

（2）排卵功能和卵巢储备功能的评估：由于人工授精对于卵巢储备功能低下的女性来说成功率很低，故一般不建议采用人工授精助孕。

（3）输卵管通畅性评估：在HIV感染者中性病的发生率较高，

HIV 感染女性可能会因为输卵管疾病而导致不孕。但如果计划体外受精，不需要评估输卵管通畅性。

（4）宫腔评估：如果有临床指征，应进行子宫评估。在体外受精前应进行子宫输卵管成像、子宫造影或宫腔镜检查，以确保没有干扰妊娠的疾病，如子宫肌瘤或子宫中隔。

7. 采用供体精子有何利弊？

对于不可逆的无精子症、男方和／或家族有不宜生育的严重遗传性疾病、母儿血型不合不能得到存活的新生儿，供体精子为这样的家庭提供了一种生育选择。而对于男方患有艾滋病及其他性病的家庭，供体精子可以避免女方及胎儿发生相应的性病感染，有助于维护妇女儿童的健康权益。精子库可以在一定范围选择捐精人的学历、身高等参数，国外有的精子库甚至可以选择捐精人的长相、性格等参数。但供体精子仍然存在遗传缺陷的可能；而且，供体精子无法满足男方拥有与自己有血亲关系后代的需求。

8. HIV 感染男性为何要实施洗精术？洗精有哪些方法？

洗精术是一项将精子与精液分离的新技术，主要用于辅助生殖技术中的宫内受精和体外受精。由于艾滋病病毒、乙型肝炎病毒、丙型肝炎病毒存在于感染者的精浆或者血液中而非精子中，通过洗精术可把精子同其他物质（如白细胞、精液等）分开，获得高比例的、形态正常的、活动力强的精子用于人工授精。从而有助于预防上述疾病传染给女方。

常用的精子洗涤方法有三种：①简单的洗涤法；②直接上游法；③非连续性密度梯度离心法。目前常用的是密度梯度离心法。其原理是：由于活的精子、死的精子、白细胞及病原体等沉降系数不同，在一定的离心力的作用下，会在不同的梯度液中形成区带。当然，对于极重度少精子症患者或手术穿刺取精的患者，密度梯度离心法是不适合的。

目前的研究发现，HIV 阳性的男性经过抗 HIV 治疗，病毒载量 <200 拷贝 /ml 的情况下，事实上不会通过性途径传染配偶。洗精术费用较高而且有设备要求，所以，对经过抗病毒治疗且 HIV 病毒载量控制良好的男性来说，洗精术已无必要。

9. 什么是宫内受精？在 HIV 单阳家庭生育中有何作用？

宫腔内人工授精（IUI）技术指将男性精液用人工方法注入女性子宫颈或宫腔内，以协助受孕的方法。

步骤：以晨尿试纸或 B 超方法监测排卵，在排卵 36 ~ 40 小时后将快速移动的精子放置在小导管中插入子宫。整个过程只需要几分钟，通常是无痛的。

在 HIV 单阳家庭中，洗精后进行子宫内受精是安全而又有效的方法，一些专家也可能在实施子宫内受精时对 HIV 阴性妻子进行暴露前预防。通常认为 HIV 存在于精液和白细胞中，精子不含

HIV，因为精子没有病毒的受体，但这一说法仍然存在争议。多数专家认为精子表面和胞内不含 HIV，但在处理过程中可能有微量的精液污染精子，洗精术可以清除圆形细胞、精浆和多数活动性差的精子。超敏 PCR 法检测显示，洗精术后小于 1% 的精子样本 HIV RNA 检测阳性。将 HIV RNA 检测阴性的精子样本在排卵期导入子宫，在数千次 IUI 中，无一例发生母亲 HIV 血清转换及婴儿 HIV 感染。

由于子宫内受精操作方便而又费用低廉，目前是 HIV 单阳家庭最常用的辅助生育方式。

10. 什么是体外授精？体外授精在 HIV 单阳家庭中有何作用？

体外授精（in vitro fertilization，IVF）是指精子和卵子在体外人工控制的环境中完成受精过程的技术。由于它与胚胎移植技术（ET）密不可分，又简称为体外受精胚胎移植术（in vitro fertilization and embryo transfer，IVF-ET）。妊娠率在 20%～30%。

体外受精主要包括以下步骤：①精子和卵子的采集；②体外受精；③胚胎培养；④胚胎移植。为了增加妊娠率，通常同时移植多个受精卵，容易出现双胎或多胎。

由于 IUI 方法中残留于精液中的 HIV 仍有可能造成女性感染，即使在夫妻双方没有不育因素的情况下，体外受精结合卵细胞质内单精子注射（intra cytoplasmic sperm injection，ICSI）受到越来越多的欢迎，当精子数量不足以实施子宫内受精或进一步减少 HIV 暴露时，IVF-ICSI 是首选方法。

在 700 多次 IVF+ICSI 周期中，无一例发生 HIV 血清转换。尽管如此，理论上仍不能保证绝对没有 HIV 传播风险。尽管这种方式进一步减少了女性的 HIV 暴露，但这一方式也有自身的缺点，并非适合所有 HIV 单阳家庭，例如体外受精妊娠与多胎、先天异常、早产、低出生体重等不良因素有关。此外，体外受精涉及诱导排卵、卵子回收和胚胎移植，价格昂贵，而且并非绝对没有 HIV 感染风险。潜在的并发症包括出血、感染，以及肠道、膀胱、血管和其他器官结构的损伤。

11. HIV 单阳家庭选择自然受孕如何减少 HIV 传播风险？

HIV 单阳家庭选择自然受孕时，需要注意以下情况以减少 HIV 传播风险：

（1）双方均应筛查和治疗生殖道感染。

（2）决定进行自然受孕前，HIV 感染伴侣应接受抗病毒治疗，并达到持续的病毒学抑制（血浆病毒载量低于检测限）。

（3）HIV 阳性伴侣接受 ART 且 HIV 病毒载量稳定控制在小于 200 拷贝 /ml 以下，自然受孕不会在伴侣间发生 HIV 传播。但是，如果有顾虑，自然受孕时使用 PrEP 对于 HIV 单阳家庭是可行的，至少可以在自然受孕期间提供一种自主的预防措施。

（4）除了有效控制 HIV 感染伴侣的病毒载量以外，HIV 单阳家庭无保护性交的时间应与排卵时间一致，以最大限度增加妊娠机会，同时尽量减少性暴露的次数。

（5）排卵期自然受孕后，HIV 阴性伴侣需要监测 HIV 抗体，在无保护性行为后 1 个月、3 个月化验 2 次，以确保未发生 HIV 传播。

12. 中国可以对 HIV 阳性家庭做辅助生殖吗？

2003 年卫生部颁布的《人类辅助生殖技术规范》中规定："男女任何一方患有泌尿生殖系统急性感染或性传播疾病"为体外受精 - 胚胎移植及其衍生技术和人工授精的禁忌证。目前尚未发现国内有资质的医疗机构开展 HIV 阳性家庭辅助生育业务的报道。

13. 代孕在中国合法可行吗？

当前已开展辅助生殖技术的国家基本认可借腹代孕的合法性，但对商业代孕及借腹借卵代孕态度不一。2003 年卫生部颁布的《人类辅助生殖技术规范》中明确规定："禁止实施代孕技术"，但我国香港地区认可借腹生子的合法性。

2015 年 10 月颁布的《中华人民共和国人口与计划生育法修正案（草案）》规定"实施代孕的，由计划生育行政部门或者卫生行政部门依据职权责令改正，给予警告，没收违法所得；违法所得一万元以上的，处违法所得二倍以上六倍以下的罚款；没有违法所得或者违法所得不足一万元的，处一万元以上三万元以下的罚款；情节严重的，由原发证机关吊销执业证书；构成犯罪的，依法追究刑事责任。"

14. HIV 阳性妻子可以使用供体精子妊娠吗?

根据 2003 年卫生部颁布的《人类辅助生殖技术规范》，女方患有生殖泌尿系统急性感染或性传播疾病为供精人工授精禁忌证。如果男方 HIV 阳性，女方为 HIV 阴性，需要提交伦理委员会讨论，讨论通过方可使用供体精子妊娠。

（王　前　张宏伟）

六、HIV 机会性感染

1. 什么是机会性感染?

当人体的免疫功能下降时,原本已经寄生在人体中的一些非致病性微生物可以造成的感染,或者是对致病微生物的易感性增加而发生的感染叫机会性感染。它是艾滋病患者就诊、入院、死亡的重要原因。

2. 艾滋病患者的机会性感染有哪些特点?

艾滋病患者的机会性感染有如下特点:

(1)病原体多种多样,主要包括细菌、病毒、真菌、原虫等。

(2)涉及人体的多系统器官,主要包括呼吸系统、消化系统、中枢神经系统、血液系统和皮肤黏膜等。

（3）病情比较复杂，可能涉及多个脏器，病变程度可以很严重，治疗难度比较大，疗程相对较长。

（4）在不同的 CD4 水平上，各种机会性感染的发生率不同。

（5）机会性感染未经正确的诊断治疗，预后差，常导致患者的死亡。但早发现、早治疗仍能降低病死率。

（6）预防性治疗可以降低机会性感染的发生率，降低病死率。

3. 不同的 CD4 细胞计数水平下，分别容易发生哪些机会性感染？

CD4 计数 200 ~ 500 个 /μl 容易发生皮肤真菌感染、口腔念珠菌病、结核病、单纯疱疹、带状疱疹、口腔毛状白斑、卡波西肉瘤、非霍奇金淋巴瘤等疾病；CD4 计数 50 ~ 200 个 /μl 容易发生肺孢子菌肺炎、隐球菌病、弓形虫病、艾滋病病毒相关痴呆等疾病；CD4 计数 50 个 /μl 以下容易发生隐孢子虫病、巨细胞病毒感染、鸟分枝杆菌复合群感染、原发中枢神经系统淋巴瘤、进行性多灶性白质脑病等疾病。

4. 什么情况下需要服用复方磺胺甲噁唑预防机会性感染？如何服用？

当 CD4 计数低于 200 个 /μl 的情况下，需要服用复方磺胺甲噁唑预防机会性感染。首选复方磺胺甲噁唑 2 片，每日 1 次或者复方磺胺甲噁唑 1 片，每日 1 次。次选方案如下：复方磺胺甲噁唑 2 片，每周 3 次。如果对磺胺药过敏，可以选择如下方案作为次选方案（只是这些药物很难获得）：氨苯砜 100mg 口服，每日 1 次或 50mg 口服，每日 2 次；或者氨苯砜 200mg + 乙胺嘧啶 75mg 口服，每周 1 次；或者喷他脒 300mg，每月 1 次雾化吸入；或者阿托伐醌 1 500mg，每日 1 次。

5. 弓形虫脑炎的临床表现有哪些？

弓形虫脑炎常表现为局灶或弥漫性中枢神经系统损害的症状体征，临床上有发热、头痛、嗜睡、躁动、昏睡、昏迷，局灶症状包括癫痫和卒中。其他症状有复视、偏盲、失明、步态不稳、肌阵挛、颤动、幻觉和晕厥，也可以表现为精神症状。脑膜炎不常见。视网膜脉络膜炎、肺炎或者其他脏器受累罕见。

6. 如何诊断弓形虫脑炎？

弓形虫脑炎的诊断需要结合临床表现和实验室及影像学，甚至脑活检的结果。弓形虫抗体 IgG 通常阳性，高滴度 IgG 抗体或 2～3 周后抗体滴度增长 4 倍以上，提示活动性弓形虫感染。若阴性则弓形虫脑炎可能性不大，但并不能确定排除弓形虫脑炎。影像学对诊断帮助很大，头颅 CT 扫描见低密度病灶，通常为多发，也有单发；增强扫描呈环状或结节样增强。头颅 MRI 较 CT 更敏感，典型的 MRI 表现为颅内多发长 T_1 和长 T_2 信号。PET 或 SPECT 对鉴别脑淋巴瘤有帮助。另外，还需要进行脑脊液细胞学检查，有条件时进行弓形虫培养及 PCR 检查。如果按弓形虫脑炎治疗效果不理想，有条件时可以进行脑活检，鉴别原发性中枢性脑淋巴瘤、结核病和脑脓肿。

7. 如何治疗弓形虫脑炎？

弓形虫脑炎治疗首选方案如下：乙胺嘧啶首剂量 200mg 口服，然后体重 ≤ 60kg 者乙胺嘧啶口服 50mg，每日 1 次 + 磺胺嘧啶 1 000mg 口服，每 6 小时 1 次 + 亚叶酸钙 10 ～ 25mg 口服，每日 1 次；体重 > 60kg 者乙胺嘧啶口服 75mg，每日 1 次 + 磺胺嘧啶 1 500mg 口服，每 6 小时 1 次 + 亚叶酸钙 10 ～ 25mg 口服，每日 1 次。

次选方案如下：

（1）乙胺嘧啶（剂量同上）+ 克林霉素 600mg，静脉滴注或口服、每 6 小时 1 次 + 亚叶酸钙 10 ～ 25mg 口服，每日 1 次。

（2）复方磺胺甲噁唑，静脉滴注或者口服（TMP 5mg/kg+SMZ 25mg/kg），每日 2 次。

（3）乙胺嘧啶（剂量同上）+ 阿奇霉素 900 ～ 1 200mg，每日 1 次 + 亚叶酸钙 10 ～ 25mg 口服，每日 1 次。

（4）乙胺嘧啶（剂量同上）+ 阿托伐醌 1 500mg 口服，每日 2 次 + 亚叶酸钙 10 ～ 25mg 口服，每日 1 次。

以上方案疗程都是 6 周以上，也可视病情及治疗反应适当延长。当影像学提示占位效应时可以联合糖皮质激素治疗，但需要密切监测且尽早停药。

8. 如何预防弓形虫脑炎复发？

预防弓形虫脑炎复发，也就是弓形虫脑炎的维持治疗。首选方案如下：乙胺嘧啶口服 25 ~ 50mg，每日 1 次 + 磺胺嘧啶每天 2 000 ~ 4 000mg（分 2 ~ 4 次口服）+ 亚叶酸钙 10 ~ 25mg 口服，每日 1 次。

次选方案如下：乙胺嘧啶（剂量同上）+ 克林霉素 600mg 口服，每 6 小时 1 次 + 亚叶酸钙 10 ~ 25mg 口服，每日 1 次；或者复方磺胺甲噁唑 2 片，每日 2 次；或者阿托伐醌 750 ~ 1 500mg 口服，每日 2 次。

9. 什么情况下可以停止弓形虫脑炎的维持治疗？

经过成功的治疗，弓形虫脑炎的症状体征消失，而且经过抗病毒治疗后患者的 CD4 计数上升到 200 个 /µl 以上，同时持续 6 个月以上，就可以考虑停止弓形虫脑炎的维持治疗。当 CD4 计数降低至 200 个 /µl 以下时，需要重新开始。

10. 隐孢子虫病的临床表现有哪些？

隐孢子虫病主要临床表现是显著的腹泻，每日数次至数十次，腹泻严重程度和患者免疫抑制程度有关，重症病例多见于 CD4 计数小于 50 个 /μl 者。大便呈水样，不含脓血。通常伴有恶心呕吐或腹部绞痛。大约 1/3 患者出现发热。水电解质、酸碱平衡失调及营养不良常见。胆管和胰管也可以受累，导致硬化性胆管炎和胰腺炎。也有临床表现为肺部感染和支气管炎。

11. 如何诊断隐孢子虫病？

艾滋病患者出现长期慢性水样腹泻，大便不含脓血，特别是当 CD4 细胞计数低于 100 个 /μl 的时候，就需要考虑隐孢子虫病的可能性。确诊需要在患者大便或者组织中找到隐孢子虫的卵囊。间接免疫荧光法（DFA）灵敏度及特异度均高，是目前诊断隐孢子虫病的金标准。PCR 检测也很灵敏。也可以用抗酸染色及酶联免疫吸附试验。腹泻症状严重者一次大便标本检测就可能诊断，腹泻较轻的患者可能需要重复进行大便检测。除了大便检测，还可以进行小肠活检以检查组织中的隐孢子虫卵囊。

12. 如何治疗隐孢子虫病？

隐孢子虫病没有确定有效的抗微生物治疗方法，患者需要尽早接受 ART，以恢复免疫功能。当 CD4 细胞计数恢复到 100 个 /μl 以上时，腹泻可以自然恢复。止泻治疗、营养支持、保持水电解质平衡是很重要的治疗措施。在 ART 基础上，可以试用硝唑尼特 500 ~ 1 000mg，每日 2 次，2 ~ 3 周；或者巴龙霉素 500mg，每日 4 次，2 ~ 3 周。

13. 微孢子虫病的临床表现有哪些？

微孢子虫病的临床表现没有特异性，因感染部位不同而不同。肠道微孢子虫病主要累及空肠，表现为消瘦及慢性腹泻，大便水样，4 ~ 8 次 /d，无黏液或脓血，伴有恶心、食欲减退或腹痛。微孢子虫肝炎患者早期有乏力、消瘦，后期出现黄疸、腹泻加重，伴发热并迅速出现肝细胞坏死。中枢神经系统受累患者表现为头痛、嗜睡、神志不清，呕吐、躯体强直及四肢痉挛性抽搐等症状。角膜炎患者有畏光、流泪、异物感、眼球发干、视物模糊等症状。肌炎患者出现进行性全身肌肉乏力与挛缩、体重减轻、低热及全身淋巴结肿大等症状及体征。

14. 如何诊断微孢子虫病？

微孢子虫病大多发生于 CD4 细胞计数小于 200 个 /μl 的艾滋病患者，其临床表现没有特异性。诊断依靠在大便或组织标本中找到微孢子虫孢子。因为微孢子虫的孢子很小，只有 1 ~ 5mm，需要放大 1 000 倍以上的显微镜和选择性染色以和标本中的细胞碎片鉴别。为了提高阳性率，需要三份大便标本。大便标本检测阴性而临床高度疑似时，可以进行小肠活检。

15. 如何治疗微孢子虫病？

患者必须尽早接受 ART 以恢复免疫力。脱水严重、营养不良、消瘦明显者予以营养支持，维持水电解质酸碱平衡，大多数情况下需要静脉补液。腹泻严重者予以止泻治疗。若抗微生物治疗效果并不满意，可以试用阿苯达唑、复方磺胺甲噁唑、伊曲康唑、甲硝唑等。

16. 巨细胞病毒视网膜炎的临床表现有哪些？

巨细胞病毒视网膜炎是艾滋病患者合并的最常见的巨细胞病毒病，主要发生于 CD4 计数小于 50 个 /μl 的患者。通常发生于单侧，未经正确诊断治疗可以快速进展至双侧眼睛受累，最终失明。临床上有两种类型：①外周型。属于比较轻的，表现为眼前漂浮物、黑点或周围视野缺损，轻者也可无任何症状。②中心型或者黄斑型。此型较重，引起失明者多为此型。临床上表现为视敏度下降，或中央视野缺损。

17. 如何诊断巨细胞病毒视网膜炎？

对于 CD4 细胞计数小于 50 个 /µl 的艾滋病患者，如果出现眼前漂浮物、视力下降或者视野缺损，需要警惕巨细胞病毒视网膜炎的可能。不推荐进行巨细胞病毒核酸检测、抗原检测或者血培养，因为这些检查对巨细胞病毒病的阳性或者阴性预测价值都很低。病毒血症也仅提示感染，不代表发生了终末器官的病变。巨细胞病毒抗体的诊断意义也不大，虽然阴性提示巨细胞病毒病的可能性不大，但阳性只提示巨细胞病毒感染状态，不能诊断巨细胞病毒病。

巨细胞病毒视网膜炎的确诊主要靠眼底镜检查，需要有经验的医生完成。眼底镜下，表现为全层坏死性视网膜炎。其中中心型的病变位于视网膜后极部，表现为沿血管分布的黄白色颗粒状渗出，多伴有出血。当渗出与片状出血同时出现时呈碎乳酪与番茄酱样改变。周围型病变位于视网膜周边部，以黄白色渗出为主，无出血或仅有少量出血。新旧病变同时可见，病损广泛时可发生视网膜脱离。如果眼底镜检查表现不典型，可以进行玻璃体液 PCR 检查，有助于诊断。

18. 如何治疗巨细胞病毒视网膜炎？

巨细胞病毒视网膜炎的治疗目的主要是阻止疾病进展，保存患侧眼睛的视力，预防对侧眼睛受累，需要尽早进行。需要有经验的视网膜疾病眼科医生会诊，基于病变的部位、严重程度、免疫抑制的程度等进行个体化治疗。治疗分为两个阶段：诱导治疗和维持治疗。给药方式有两种：①玻璃体内注射。可以使眼内的药物浓度瞬间提高，可更快地控制视网膜炎。②全身用药。阻止患者视力进一步下降，预防对侧眼睛发病。全身用药首选缬更昔洛韦900mg，每日2次，14~21天，此为诱导治疗；然后视病情改为每日1次维持治疗，直至ART治疗后CD4计数＞100~150个/μl超过6个月，考虑停止维持治疗。如果患者不能应用缬更昔洛韦，替代治疗则选择更昔洛韦5mg/kg或膦甲酸钠90mg/kg静脉滴注，每12小时，14~21天，然后视病情改为每日1次长期维持。对于威胁视力的中心型视网膜炎，除了上述全身用药外，还需加上玻璃体内给药，玻璃体内注射更昔洛韦2mg/次或膦甲酸钠2.4mg/次，在7~10天内共注射1~4次。

19. 巨细胞病毒视网膜炎患者何时开始ART？

巨细胞病毒视网膜炎的有效控制有赖于患者免疫功能的重建，所以ART也需尽早进行，特别是这类患者往往CD4细胞计数低于50个/μl，如果推迟ART过久有可能发生其他严重机会性感染。但是，过早进行ART可能导致免疫重建炎症综合征，加重视网膜损害。而视网膜炎初步控制后进行ART可降低免疫重建炎症综合征的发生概率。考虑到抗巨细胞病毒治疗1~2周即可控制巨细胞病毒血症，所以一般建议抗巨细胞病毒治疗2周内开始ART比较理想。

20. HIV/HBV 共感染患者的 ART 有哪些注意事项？

HIV/HBV 共感染患者的 ART 需要注意以下事项：① ART 方案必须包含两种抗 HBV 药物，例如恩曲他滨替诺福韦片、替诺福韦（或者富马酸丙酚替诺福韦，TAF）+ 拉米夫定（或者恩曲他滨）。②由于某种原因需要暂停 ART 时，需要密切监测肝功能变化，以防停用抗 HBV 药物后肝功能恶化。必要时，停止 ART 后加用抗 HBV 药物控制 HBV 复制。③ ART 前 CD4 计数较低的患者，ART 后随着免疫功能的逐渐恢复，可能发生针对 HBV 的免疫重建炎症综合征，导致肝功能异常。这种情况不同于抗 HIV 药物导致的肝毒性，不用停止 ART。给予保肝对症治疗后基本上都可以顺利恢复。④当由于某种原因需要停止替诺福韦的时候，需要额外加上一种抗 HBV 的药物。例如恩替卡韦或者聚乙二醇干扰素。⑤当 HIV 发生针对替诺福韦的耐药突变后，调整 ART 方案时可以继续保留替诺福韦，用于抗 HBV。

21. 艾滋病患者合并带状疱疹有哪些临床特点？

除了有普通带状疱疹的临床表现以外，艾滋病患者合并带状疱疹还有以下特点：①有可能出现广泛皮肤病变及内脏受累，但不多见。② 20%～30% 的患者会复发，可能在同一部位或者不同部位。③治疗后神经痛更多见，特别是 CD4 细胞计数低的人。④当 CD4 细胞计数低于 200 个 /μl 时更容易出现并发症，如中枢神经系统血管炎、多灶性白质脑炎、脑室炎、脊神经根炎、视神经炎、颅神经麻痹、无菌性脑膜炎等。⑤当 CD4 细胞计数低于 100 个 /μl 时可以发生进行性视网膜坏死，在任何 CD4 细胞计数水平均可发生急性视网膜坏死。这两种情况失明发生率高。

22. 艾滋病患者合并带状疱疹时如何治疗？

局部病变：首选伐昔洛韦 1 000mg，每日 3 次，或者泛昔洛韦 500mg，每日 3 次；次选阿昔洛韦 800mg，每日 3 次，疗程 7～10 天，皮损恢复慢者适当延长疗程。

皮损广泛或者内脏受累：阿昔洛韦 10～15mg/kg，每 8 小时 1 次，症状改善后改为口服（剂量同上），疗程 10～14 天。因在艾滋病患者的研究数据有限，不推荐应用糖皮质激素。

另外，需要尽早开始 ART，带状疱疹疗效不满意者还需要优化抗 HIV 治疗方案。

23. 进行性多灶性白质脑病的临床表现有哪些？

临床上隐匿起病，在数周或者数月内逐渐进展。主要表现为认知障碍和局灶性神经体征。病变广泛，可以累及大脑任何部位。常见病变部位及临床表现如下：枕叶（导致偏盲）、额叶和顶叶（导致偏瘫和单侧感觉缺失）、小脑脚和深层白质（导致辨距不良和共济失调）。脊髓受累罕见，一般无头痛和发热，20% 患者可有癫痫发作。

24. 如何诊断进行性多灶性白质脑病？

　　进行性多灶性白质脑病是艾滋病晚期出现的机会性感染，多发生于未接受 ART 且 CD4 细胞计数低于 50 个 /μl 的患者；CD4 细胞计数高于 200 个 /μl 或已经接受 ART 时也可发生，但少见。临床表现和影像学特点相符合时可以做出初步诊断。影像学检查首选 MRI。MRI 检查发现与临床表现相符的白质病变，通常在 T_2 和 FLAIR 相显示高密度，T_1 相显示低密度，一般无占位效应，10% ~ 15% 患者有对比增强，但不显著。CT 检查发现单发或多发低密度白质病灶，无明显强化。有条件的单位可以做脑脊液 JCV-DNA（PCR），当影像学也提示进行性多灶性脑白质病时，脑脊液检查的阳性结果有助于确诊，但是阴性结果也不能排除。脑脊液常规检查发现蛋白质轻度升高，罕见细胞增多，若细胞数高于 100 个 /μl 则不支持进行性多灶性白质脑病的诊断。脑活检可以确诊。

25. 如何治疗进行性多灶性白质脑病？

　　主要治疗措施是 ART，使患者尽快恢复免疫功能。所有进行性多灶性白质脑病患者都要尽早进行 ART，ART 可使 50% 以上患者的脑病不进展，但已经形成的损害不可逆转，神经体征长期存在。病原学治疗无特效药，可以试用阿糖胞苷、拓扑替康、干扰素、西多福韦等药物，但在临床试验中尚没有明确疗效。

26. 艾滋病患者合并卡波西肉瘤有哪些临床特点？

艾滋病患者合并卡波西肉瘤最常累及皮肤，表现为孤立的或者散在的紫色斑片或结节，好发于皮肤皱褶处，一般无不适症状。疾病进展多样化，可以数月，甚至数年不进展，也可以几周内迅速播散。肿瘤快速生长可导致局部疼痛，也可发生病变中央坏死出血，肿瘤出血后导致周围皮肤呈黄绿色。斑块型或结节型病变往往融合成片，致病变周围皮肤大面积水肿。口腔病变常累及硬腭，病变开始为紫红色斑疹，逐渐进展为斑块或结节，容易形成溃疡。另外，卡波西肉瘤还可累及淋巴结和内脏（特别是肺和胃肠道），出现相应症状。

27. 如何诊断卡波西肉瘤？

艾滋病患者合并卡波西肉瘤多发生于 CD4 细胞计数小于 200 个 /µl 的患者，但任何 CD4 细胞水平均可发生。该病由人类疱疹病毒 8 型（human herpes virus 8，HHV-8）引起，但常规筛查 HHV-8 意义不大；HHV-8 定量 PCR 也没有明确的诊断价值。出现可疑临床表现的患者可以进行活检确诊。

28. 如何治疗艾滋病合并卡波西肉瘤？

艾滋病合并卡波西肉瘤患者需要尽早开始 ART，以期恢复免

疫功能。另外，可以试用更昔洛韦、膦甲酸、西多福韦抗 HHV-8
治疗，但相关研究较少。对于病变比较局限的皮肤黏膜卡波西肉瘤
可以进行冷冻治疗、病变内注射长春新碱（或者博来霉素或者干扰
素）、软 X 线放疗等局部治疗。对于内脏受累或者皮肤黏膜病变广
泛的卡波西肉瘤，需要进行全身化疗，药物选择多柔比星、博来霉
素、长春新碱、紫杉醇等。

29. 艾滋病患者合并结核病有哪些特点？

结核病可以发生在 HIV 感染的任何阶段，它不是艾滋病指征
性疾病。在结核分枝杆菌 /HIV 双重感染（TB/HIV coinfection）中，
结核病多先发病，然后诊断艾滋病。肺结核仍是最常见的结核病，
但播散型结核及肺外结核较 HIV 阴性者多见。艾滋病患者的肺结
核影像学表现不典型，HIV 感染早期的肺结核影像学表现与未感染
HIV 者相同，病灶多位于肺上叶，可呈双侧浸润，有空洞形成，肺
有纤维化和皱缩。当 HIV 感染进展，机体免疫功能受到显著抑制
时，影像学呈现不典型改变，以肺中下部病变为多，空洞形成少，
胸腔积液、纵隔淋巴结肿大较多见。艾滋病患者的结核菌素试验阳
性率低，特别是当 CD4 细胞计数低于 200 个 /μl 时。当结核病尚未
控制时过早开始 ART，有可能发生免疫重建炎症综合征，导致结
核病症状加重。

30. 艾滋病患者中结核病的诊断有哪些注意事项？

（1）结核病在艾滋病患者中发病非常高，发热、咳嗽等症状持续2周以上要高度怀疑结核病。

（2）当CD4细胞计数低于200个/μl时，艾滋病的播散性肺结核和肺外结核病更多见；影像学改变不典型，以肺中下部病变为多，空洞形成少，胸腔积液、纵隔淋巴结肿大较多见。

（3）结核菌素试验阳性率低，IFN-γ释放实验阳性率及特异性较高，尽量选择IFN-γ释放实验作为诊断依据。

（4）艾滋病患者可以多种肺部病变同时存在，诊断结核病时需要注意与其他肺部疾病鉴别。

31. 艾滋病患者合并结核病时抗结核治疗有哪些注意事项？

（1）抗结核治疗方案和普通结核病一样，但疗程可以适当延长。

（2）为了降低ART后发生免疫重建炎症综合征的风险，一定要在开始ART之前先开始抗结核治疗，待结核病初步控制后再开始ART。

（3）抗结核药物和抗HIV药物毒性叠加，抗结核治疗后需要密切监测不良反应及脏器毒性。

（4）当艾滋病患者合并结核性脑膜炎或心包结核需要应用糖皮

质激素，这会加重艾滋病患者的免疫抑制，因此疗程不宜过长。

（5）利福霉素类药物和抗 HIV 药物中的非核苷类反转录酶抑制剂、蛋白酶抑制剂、整合酶抑制剂有同样的代谢途径，所以会发生相互作用，需要注意选择。利福布汀和抗 HIV 药物的相互影响较小，尽量选择它作为抗结核药物。

32. 艾滋病患者合并结核病时 ART 有哪些注意事项？

（1）为了降低 ART 后发生免疫重建炎症综合征的风险，一般建议先进行抗结核治疗，然后开始 ART。但当 CD4 细胞计数较低时，需要尽早开始 ART，以降低发生其他机会性感染的风险。

（2）对于尚未开始 ART 的患者，推荐 ART 时机如下：当 CD4 细胞计数低于 50 个 /μl 时，抗结核治疗 2 周内开始 ART；当 CD4 细胞计数大于 50 个 /μl 时，在抗结核治疗 8～12 周开始 ART。

（3）对于正在接受 ART 的患者，为了避免和抗结核药物之间的相互作用，可能需要调整 ART 方案，尽量选择与抗结核药物相互影响小的整合酶抑制剂进行 ART。

（4）艾滋病合并结核病患者 ART 后可能发生免疫重建炎症综合征，需要密切监测 ART 的病情变化，及时发现并处理。

（5）抗 HIV 药物和抗结核药物的毒性叠加，同时进行抗结核治疗和 ART 的患者需要密切监测不良反应。

33. HIV/TB 共感染患者 ART 后哪些情况提示发生了免疫重建炎症综合征？

如果 HIV/TB 共感染患者抗结核治疗后病情好转，但开始 ART 后病情加重，出现了以下情况，需要高度怀疑发生了结核病的免疫重建炎症综合征：

（1）高热。

（2）呼吸道症状加重。

（3）新出现淋巴结肿大或者淋巴结肿大加重。

（4）中枢神经系统病变或者症状加重。

（5）影像学检查提示肺部浸润加重。

（6）胸腔积液加重。

34. 如何治疗 ART 后结核病的免疫重建炎症综合征？

免疫重建炎症综合征通常是自限性的，但也可能很严重，持续时间很长。轻者可予以非甾体抗炎药对症治疗。对中重度免疫重建炎症综合征患者，可以考虑应用糖皮质激素。但疗程不宜过长，应用糖皮质激素 4 周后如果临床表现改善就要逐渐减量直至停药。继续抗结核治疗和 ART。除非发生危及生命的免疫重建炎症综合征，否则不建议停止 ART，以降低艾滋病进展风险。

35. 如何治疗艾滋病患者 TB 潜伏感染?

治疗 TB 潜伏感染前必须排除活动性结核病。TB 潜伏感染的治疗方案如下: 首选异烟肼 300mg, 口服, 每日 1 次 + 维生素 B_6 25mg, 口服, 每日 1 次; 或者异烟肼 900mg, 每周 2 次 + 维生素 B_6 25mg, 口服, 每日 1 次, 疗程 9 个月。次选利福平 600mg, 口服, 每日 1 次, 或者利福布汀 300mg, 每日 1 次, 疗程 4 个月。需要注意利福平和利福布汀与抗 HIV 药物之间的相互作用, 根据 ART 方案中具体的抗 HIV 药物适当调整剂量。

36. 播散性鸟分枝杆菌复合群感染有哪些特点?

播散性鸟分枝杆菌复合群感染多发生于 CD4 细胞计数低于 50 个 /μl 的患者, 通常是多脏器感染, 临床上表现为发热、盗汗、肝脾肿大、淋巴结肿大、乏力、腹泻、腹痛等。接受了 ART 的患者多为局部表现: 颈部或肠系膜淋巴结肿大、肺炎、心包炎、骨髓炎、皮肤软组织脓肿、中枢神经系统感染等。血常规检查贫血较多见, 生化检查见碱性磷酸酶升高。

37. 如何诊断鸟分枝杆菌复合群感染?

鸟分枝杆菌复合群感染多发生于 CD4 细胞计数低于 50 个 /μl 的患者, 除了有相应的临床表现之外, 确诊需要在血液、骨髓、淋巴结或者其他正常情况下无菌的标本中分离到鸟分枝杆菌复合群。因临床表现类似，且抗酸染色都可以阳性，还需要进行特异性DNA探针检测和结核分枝杆菌感染相鉴别。

38. 如何治疗鸟分枝杆菌复合群感染？

为了降低鸟分枝杆菌复合群的耐药风险，初始病原治疗至少需要2种药物联合。首选克拉霉素500mg，口服，每日2次+乙胺丁醇15mg/kg，口服，每日1次。当克拉霉素与抗HIV药物相互作用或者不耐受而无法应用时，可以选择用阿奇霉素500~600mg（口服，每日1次）代替克拉霉素。用药前最好进行鸟分枝杆菌复合群对大环内酯类抗生素的药敏试验。对CD4细胞计数低于50个/μl、尚未开始ART、病情较重患者，可以考虑在克拉霉素（阿奇霉素）+乙胺丁醇的基础上联合利福布汀；无法应用利福布汀的情况下，可以用阿米卡星、链霉素、左氧氟沙星或者莫西沙星代替利福布汀。甚至对于病情重者，可以应用克拉霉素（阿奇霉素）+乙胺丁醇+利福布汀+阿米卡星（链霉素/左氧氟沙星/莫西沙星）四联药物治疗。疗程至少12个月。

39. 如何预防鸟分枝杆菌复合群感染？

当CD4细胞计数低于50个/μl，排除活动性鸟分枝杆菌复合群感染的情况下，开始初级预防。方案：首选阿奇霉素1 200mg，口服，每周 1 次；或克拉霉素 500mg，口服，每日 2 次；或阿奇霉素 600mg，口服，每周 3 次。次选利福布汀 300mg，口服，每日 1 次。当患者接受 ART 后 CD4 细胞计数恢复至大于 100 个 /μl 且持续 3 个月后可以停止初级预防。当患者的 CD4 细胞计数降低至 50 个 /μl 以下时需要重新开始鸟分枝杆菌复合群感染的初级预防。

40. 艾滋病患者合并鸟分枝杆菌复合群感染何时开始 ART？

艾滋病合并鸟分枝杆菌感染的患者一般来说 CD4 细胞计数非常低，需要尽早开始 ART，以降低艾滋病进展的风险。但过早开始 ART 会增加 ART 后发生免疫重建炎症综合征的风险。一般建议在鸟分枝杆菌复合群感染治疗 2 周内就可以开始 ART 了。

41. 如何预防鸟分枝杆菌复合群感染复发？

鸟分枝杆菌复合群感染复发的预防也就是慢性维持治疗，治疗方案同初始治疗方案，一般应用克拉霉素（阿奇霉素）+ 乙胺丁醇，也可以加上利福布汀。当完成了至少 12 个月的初始治疗，患者临床症状体征消失，经过 ART 后 CD4 细胞计数恢复到大于 100 个 /μl，持续 6 个月以上的时候，就可以停止维持治疗了。而当 CD4 细胞计数降至低于 100 个 /μl 以下时需要重新开始维持治疗。

42. 口咽部念珠菌病有哪些临床特点?

口咽部念珠菌病好发于 CD4 细胞计数小于 250 个 /μl 的患者, 典型表现为颊黏膜、舌面上无痛性的奶酪样白斑（鹅口疮）, 容易拭去, 拭去以后可见小的出血点。也可以呈现红色斑点、斑片。其他表现: 萎缩性红斑、口角炎（口角部裂隙、糜烂、溃疡、红斑）等。

43. 如何诊断口咽部念珠菌病?

口咽部念珠菌病主要由白色念珠菌引起, 免疫抑制剂严重的患者或者难治病例也可以由光滑念珠菌引起。诊断主要靠典型临床表现, 鹅口疮多见。实验室检查可以进行直接镜检, 多用氢氧化钾法, 可见假菌丝。培养不用于常规诊断, 一般只用于真菌分型或者耐药检测。

44. 如何治疗口咽部念珠菌病?

口咽部念珠菌病的治疗一般选择局部用药, 制霉菌素局部涂抹, 50 万 U, 4～5 次 /d, 或者碳酸氢钠溶液漱口, 4～5 次 /d。如果对上述治疗无反应, 可予以全身治疗, 首选氟康唑 100mg, 每日 1 次, 首剂量可加倍, 疗程 1～2 周; 或者应用伊曲康唑 200mg, 每日 1 次, 疗程 1～2 周。对于顽固或长期复发病例, 可以采用长期维持治疗，选用氟康唑 100mg，每日 1 次；或者氟康唑 200mg/次，每周 3 次。

45. 食管念珠菌病有哪些临床特点？

食管念珠菌病是艾滋病发病期临床表现，主要症状是吞咽痛、吞咽困难、胸骨后烧灼感、发热等。多数患者伴有口咽部念珠菌病，特别是鹅口疮。

46. 如何诊断食管念珠菌病？

食管念珠菌病的诊断主要是根据典型的临床表现。患口咽部念珠菌病的患者如果出现吞咽痛、吞咽困难、胸骨后灼热感等症状，可以做出食管念珠菌病的诊断并开始抗真菌治疗。有条件者进行内镜检查，可见食管黏膜白斑，伴或不伴食管溃疡。

47. 如何治疗食管部念珠菌病？

治疗食管念珠菌病首选氟康唑 100～400mg，每日 1 次，口服或静脉滴注；或伊曲康唑 200mg，每日 1 次。次选伏立康唑 200mg，口服，每日 2 次；或两性霉素 B 0.3mg/kg 静脉滴注，每日 1 次，两性霉素 B 脂质体 3～4mg/kg，静脉滴注，每日 1 次。疗程均为 2～3 周。

48. 隐球菌性脑膜炎有哪些临床特点?

隐球菌性脑膜炎主要表现为慢性或亚急性脑膜炎,有持续数周或数月的发热、头痛、恶心、呕吐和颈强直、克尼格征阳性等脑膜刺激征和颅内压增高表现,其中头痛现象很突出。还可以出现复视、视力障碍、视神经乳头水肿、视神经萎缩及动眼神经、展神经或面神经麻痹等颅神经受损的临床表现。少数患者表现为颅内占位性病变。

49. 如何诊断隐球菌性脑膜炎?

隐球菌性脑膜炎由新型隐球菌引起,多发生于 CD4 细胞计数低于 200 个 /μl,特别是低于 100 个 /μl 的患者。临床上亚急性或慢性起病,发热,头痛显著,体检脑膜刺激征阳性,还可以出现颅神经受损的临床表现。腰椎穿刺见颅内压升高,多数在 250mmH$_2$O以上,脑脊液检查见脑脊液外观呈毛玻璃样,白细胞(100~200)×10^6/L,以单核细胞为主;脑脊液蛋白质升高,糖和氯化物降低。脑脊液离心取沉淀作涂片墨汁染色,可见隐球菌。血清和脑脊液检测新型隐球菌抗原阳性,但可出现假阴性。真菌培养诊断价值大,脑脊液比血的真菌培养阳性率高。

50. 如何治疗隐球菌性脑膜炎?

　　隐球菌性脑膜炎的治疗分为三个阶段:诱导期、巩固期和维持期。诱导期首选两性霉素 B 0.7mg/(kg·d)、静脉滴注,或两性霉素 B 脂质体 3~4mg/(kg·d)、静脉滴注,联合氟胞嘧啶 25mg/kg 口服,每日 4 次,持续 2 周。巩固期首选氟康唑 400mg/d,持续 8 周或至脑脊液培养无真菌生长。维持期首选氟康唑 200mg/d,长期服用。诱导期次选方案应用两性霉素 B 或者两性霉素 B 脂质体,联合氟康唑 800mg,口服或静脉滴注,每日 1 次,至少 2 周;或者氟康唑 400~800mg,口服或静脉滴注,每日 1 次,联合氟胞嘧啶 25mg/kg,口服,每日 4 次,4~6 周;或者氟康唑 1 200mg,口服或静脉滴注,每日 1 次。巩固期次选方案可以应用伊曲康唑 200mg,口服,每日 2 次,持续 8 周。

51. 艾滋病合并隐球菌性脑膜炎何时开始 ART?

　　目前尚不清楚隐球菌性脑膜炎患者开始 ART 的最佳时机,小型研究表明过早启动 ART 可能增加病死率。一般推荐颅内压升高明显的患者推迟 ART,至少完成诱导期治疗或巩固期治疗(抗真菌治疗 2 周或 10 周后)。如果重度免疫抑制(例如 CD4 细胞计数低于 50 个 /μl),可能需要更早开始 ART,以降低艾滋病进展的风险。早期启动 ART 的患者要密切监测临床症状,谨防免疫重建炎症综合征的发生。

52. 如何预防隐球菌性脑膜炎？

隐球菌性脑膜炎的初级预防成本效益不合算，所以不提倡进行初级预防。当患者 CD4 细胞计数低于 100 个 /μl 时，建议予以氟康唑 200mg 口服、每日 1 次进行隐球菌性脑膜炎的二级预防，也就是维持治疗。当患者接受 ART，而且 CD4 细胞计数大于 100 个 /μl 超过 3 个月、维持治疗疗程超过 1 年时可停用二级预防。当 CD4 细胞计数降低至低于 100 个 /μl 时再次启动二级预防。

53. 肺孢子菌肺炎有哪些临床特点？

肺孢子菌肺炎主要发生于 CD4 细胞计数低于 200 个 /μl 的患者，临床表现呈亚急性起病，主要症状是发热、咳嗽，以干咳为主，基本无痰，持续数周至数月，逐渐出现进行性劳力性呼吸困难。查体可以发现：口唇及指端发绀，肺部听诊阳性发现较少，可以闻及干音。

54. 如何诊断肺孢子菌肺炎？

肺孢子菌肺炎是艾滋病发病期典型疾病，患者 CD4 细胞计数多低于 200 个 /μl，临床上出现发热、咳嗽、干咳、进行性呼吸困难，但肺部听诊基本正常。血常规检查见白细胞正常或稍高，分类正常或核左移，嗜酸性粒细胞稍高。血气分析可见 pH 正常或升高，动脉血氧分压（PaO_2）降低。化验乳酸脱氢酶（LDH）>500U/L，但无特异性。1,3-D- 葡聚糖可见升高。影像学检查辅助诊断价值较大，胸片典型表现为双肺弥漫性对称性间质浸润，透光度降低，从肺门向周边肺野发展。不典型胸片表现可见结节、不对称病变、囊肿、气胸等，但少见空洞、纵隔内淋巴结肿大和胸腔积液。早期患者胸片可正常。CT 表现为毛玻璃样改变。确诊需要从痰涂片检查找到肺孢子菌的包囊或者滋养体，一般用六胺银或吉姆萨染色。因患者基本无痰，可以用高渗盐水诱导排痰检查，或者应用支气管肺泡灌洗液检查，阳性率高。

55. 如何治疗肺孢子菌肺炎？

首选方案：TMP 总量 15～20mg/（kg·d），SMZ 总量 75～100mg/（kg·d），分 3～4 次口服或静脉滴注。临床上，一般予以复方磺胺甲噁唑 4 片，口服，每日 3 次。也可以根据体重酌情增减，疗程 3 周。或者 TMP+ 氨苯砜：TMP 15mg/（kg·d），分 3～4 次口服，氨苯砜 100mg 口服，每日 1 次，疗程 3 周。次选方案：喷他脒 3～4mg/kg，静脉滴注，每日 1 次（静脉滴注时间超过 1 小时），疗程 3 周，一般用于重症患者。或者克林霉素 600～900mg 静脉滴注，每 6 小时或每 8 小时 1 次，或克林霉素 300～450mg 口服，每 6 小时，联合应用伯氨喹（基质）15～30mg 口服，每日 1 次，疗程 3 周。对于动脉氧分压 < 70mmHg 或肺泡 - 动脉氧分压差 > 35mmHg 的中、重度患者，需加用糖皮质激素治疗，以降低病死率。糖皮质激素需要尽早应用，最好在病原学治疗 72 小时内开始应用，一般推荐泼尼松（或泼尼松龙）40mg、每日 2 次 × 5d，然后 40mg、每日 1 次 × 5d，然后 20mg、每日 1 次 × 11d。如果口服药物有困难，也可静脉应用甲泼尼龙，剂量为泼尼松的 75%，疗程同上。

56. 肺孢子菌肺炎患者何时开始抗 HIV 治疗？

如果患者没有接受 ART，尽可能在治疗肺孢子菌肺炎 2 周内开始 ART。但是，发生呼吸衰竭需要气管插管的患者何时开始 ART 目前没有研究数据，ART 后有可能发生免疫重建炎症综合征，需要密切监测。

（李在村　喻剑华　马　萍　王　辉）

七、HIV感染女性和阴道炎

1. 女性的阴道环境怎样的？是不是越无菌越好？

阴道是女性下生殖道重要组成部分，而女性下生殖道为对外开放性腔道，是人体最重要的微生态区。通常意义上我们所说的阴道环境主要指"阴道微生态系统"。阴道微生态系统是人体微生态系统的组成之一，由阴道解剖结构、寄居的微生物菌群、内分泌调节系统和局部免疫系统共同组成。

阴道微生物菌群种类繁多，这些微生物之间相互共生和拮抗，受到体内、外各种因素的影响，保持动态平衡状态。正常阴道微生态的定义为：乳杆菌作为优势菌且功能正常，可伴有较少量其他杂菌共生，有合适的菌群密集度及多样性，阴道pH在3.8～4.5，同时一些有害菌代谢产物酶学检测等结果阴性。当阴道微生态平衡失调时，可发生以阴道菌群异常和阴道 pH 异常为特征的改变，表现为阴道酸性环境破坏，对致病微生物的抵抗力降低，致病菌大量繁殖，出现阴道炎症。因此，我们不难理解，当阴道完全无菌后，乳杆菌的保护作用消失，有害菌此时更易趁机而入。

2. 阴道该不该冲洗？

用清水或其他类型的洗液冲洗阴道都可以定义为阴道冲洗。阴道冲洗在有性生活经历的女性中十分常见，而冲洗目的、频率及方式则因人而异，可能受到众多因素影响比如种族、生活卫生习惯及知识水平。常见的阴道冲洗目的包括去除异味，为了"更加卫生""预防感染"、避孕或者仅仅是为了宗教信仰（黑人女性阴道冲洗比例更高）。冲洗频率低则每月 1~2 次，而高可达每日 1~2 次。

从微生态角度分析，阴道冲洗显而易见是错误的：①健康的阴道内存在着大量微生物且以乳杆菌这种有保护作用的微生物为主，阴道冲洗本身会带走大量的菌群，阴道的菌群及黏膜屏障破坏，反而有利于有害微生物入侵，增加细菌性阴道病、人乳头瘤病毒（human papilloma virus，HPV）及其他性传播感染，甚至 HIV 等风险；②研究显示，市面上的阴道冲洗产品或多或少都对乳杆菌有抑制作用；③阴道冲洗可能增加一些有害化学物质的暴露比如邻苯二甲酸单乙酯（monoethyl phthalate，MEP），而其他常见的女性用品比如卫生棉条及卫生巾则并不增加此类风险。

3. 为什么会得阴道炎？HIV 女性是否更容易阴道炎？

阴道炎症的本质是阴道微生态紊乱，在维持微生态平衡的因素中，雌激素、乳杆菌、阴道 pH 及黏膜免疫起重要作用。雌激素可以促进鳞状上皮增厚并增加糖原含量，乳杆菌利用糖原产生乳酸，维持阴道酸性环境，同时促进自身生长繁殖，分泌 H_2O_2、细菌素及其他细胞因子抑制或杀灭其他微生物。雌激素还可以维持黏膜免疫尤其 T 细胞功能。因此，雌激素较低的婴幼儿及绝经后女性易患外阴及阴道炎症。育龄女性若阴道微生态环境被破坏，机会性感染或外界有害微生物入侵，也易患阴道炎症。

HIV 感染女性已经被证实更易患多种女性生殖道感染，包括外阴感染（如生殖器疱疹）、阴道炎症 [细菌性阴道病（bacterial vaginosis，BV）] 及外阴阴道假丝酵母菌病（vulvovaginal candidiasis，VVC）及宫颈感染（沙眼衣原体及 HPV 感染）等。HIV 与 BV 相关性的研究最多见，结果均提示 HIV 与 BV 显著相关。值得注意的是，HIV 阳性者阴道感染发病率高且病情更易迁延，但症状不一定更重，需要结合患者当时的免疫状态个体化分析。

4. 常见的阴道炎症都是什么病原微生物引起的？

常见的阴道炎症包括 BV、VVC、需氧菌性阴道炎（aerobic vaginitis，AV）及滴虫性阴道炎（trichomonas vaginitis，TV）等。BV 相关的致病菌包括：阴道加德纳菌、普雷沃菌属、动弯杆菌、拟杆菌及阴道阿托普菌等厌氧菌。VVC 相关的致病菌主要包括：白假丝酵母菌、光滑假丝酵母菌、克柔假丝酵母菌及热带假丝酵母菌等。AV 相关的致病菌包括：链球菌、葡萄球菌、粪肠球菌及大肠杆菌等需氧菌。TV 的致病菌主要是阴道毛滴虫。

5. 发生阴道炎时，艾滋病患者的处理方案与正常妇女相同吗？

结合目前有限的研究结果，当 HIV 阳性女性患 BV、TV 或 VVC 时，可以考虑采用目前的标准方案进行治疗。对 AV 及混合感染而言，由于目前国际上缺乏统一的治疗方案，仍需个体化处理。

6. 阴道炎时，艾滋病患者在治疗过程中更应该注意哪些问题？

HIV 阳性者治疗阴道炎时，应当注意以下问题：①个体化处理。关注患者抗反转录治疗是否规律，目前 $CD4^+$ T 细胞数目如何。$CD4^+$ T 细胞数可能与一些类型阴道炎的远期预后有关，如 $CD4^+$ T 细胞数 $< 200/\mu l$ 者相比于 $> 500/\mu l$ 者 BV 更易复发且症状更重。②注意补充乳杆菌。由于非洲女性 HIV 阳性率较高，研究者在非洲女性人群中进行了一项著名的临床试验，用替诺福韦阴道凝胶进行高危女性的暴露前预防（pre-exposure prophylaxis,

PrEP），试验证实，当用药女性的阴道菌群 50% 以上为乳杆菌时，PrEP 的预防效果可达 61%，而阴道菌群中乳杆菌小于 50% 时，PrEP 的效果只有 18%，因此有益的阴道菌群环境可以极大地提高 PrEP 的效果。对于已经确诊 HIV 阳性的女性患者，也有研究证实阴道炎症的规范治疗及阴道环境的恢复可以帮助降低 HIV 的传播风险。③警惕混合感染并加强随访。由于 HIV 阳性者普遍存在免疫力低下问题，我们需警惕混合性阴道炎症的发生，除了进行正确的诊断及规范的治疗，还需要对治疗结果进行及时有效的随访观察，并提出进一步诊疗或生活建议。④注重宣传教育。正确的宣教可以帮助规范治疗，有利于提高依从性，事半功倍，可以考虑从以下几方面入手进行宣教，如 HIV 治疗方面、正确生活卫生习惯的养成、避孕方式及性生活指导等。

（刘朝晖　张　展）

八、HIV 感染女性和宫颈癌及 HPV 感染

1. 宫颈癌的高危因素有哪些？哪些是与艾滋病有相关性的？

宫颈癌的高危因素有三大类：生物学因素、行为危险因素和遗传易感因素。

（1）生物学因素：已经明确高危型人乳头瘤病毒（human papilloma virus，HPV）感染是宫颈癌发生的重要因素，在宫颈癌发生发展的过程中，高危型 HPV 感染是最为关键的环节。

（2）行为危险因素：主要与性行为及分娩次数等相关，如性生活过早、多个性伴、多孕多产、社会经济地位低下、营养不良等。

（3）遗传易感性：仅有少量研究表明宫颈癌可能存在家族聚集

现象。

（4）其他：吸烟可增加 HPV 感染效应。

因艾滋病患者机会性感染概率增加，故可能导致高危型 HPV 感染概率升高，可能导致宫颈癌发生危险度增加。尚需循证医学证据加以证实。艾滋病患者危险性行为发生率常常增加，也可能增加罹患宫颈癌的风险。

2. 宫颈癌最常见的临床表现是什么？

（1）一些早期宫颈癌可无症状，仅在普查或体检时发现。

（2）阴道出血：早期多为接触性出血，常见于性交后出血，中晚期可表现为不规则阴道流血，出血量根据病灶大小、侵及间质内血管情况而不同，若侵袭血管可引起大出血。

（3）阴道排液：多数患者有阴道排液，液体为白色或血性，可如水样或米泔样，或有腥臭。晚期患者因癌组织坏死伴感染，可有大量米汤样或脓性恶臭白带。

（4）晚期症状：据病灶累及范围出现不同的继发性症状。如尿频、尿急、便秘、下肢肿痛等，如压迫或累及输尿管，可致输尿管梗阻、肾盂积水、尿毒症，晚期可有贫血、恶病质等全身衰竭症状。

3. 子宫颈上皮内瘤变的筛查方法是什么？

采用三阶梯诊断流程：

（1）子宫颈 / 阴道细胞病理学和 / 或 HPV 分子检测。

（2）阴道镜检查。

（3）组织病理学诊断。

4. 艾滋病患者应该多久做一次宫颈疾病筛查？

目前没有针对艾滋病患者的宫颈癌筛查方案，故目前其筛查方案同正常女性。

因确实发现一些宫颈上皮内瘤变（cervical intraepithelial neoplasia，CIN）相关的确定风险，故美国 HIV 感染成人和青少年机会感染预防及治疗指南建议，HIV 感染者应该接受比常规推荐给普通人群更频繁的宫颈癌筛查，具体方案如下：

（1）无论感染 HIV 的类型，在性活动开始时即启动筛查，且不要晚于 21 岁。

（2）HIV 感染者的筛查应该持续整个生命期（例如，不要在 65 岁即停止筛查）。

（3）<30 岁的 HIV 感染者应该在诊断 HIV 感染时即行宫颈细胞学筛查。如果细胞学筛查正常，下一次细胞学筛查在 12 个月内。如果连续 3 个年度细胞学筛查均阴性，后续的细胞学筛查可每 3 年一次。<30 岁的感染者不推荐联合筛查。

（4）≥ 30 岁的 HIV 感染者可以行细胞学单独筛查或联合筛查。每年一次细胞学单独筛查且连续 3 年阴性，后续细胞学筛查可以每 3 年一次。HIV 感染者联合筛查阴性时（正常细胞学和 HPV 阴性），下次筛查可以在 3 年后。

（5）联合筛查时细胞学（－）但 HPV（＋），处理同普通人群。

（6）HIV 感染者细胞学为低级别鳞状上皮内病变（low-grade squamous intraepithelial lesion，LSIL）或更严重病变，应该行阴道镜检查。

（7）HIV 感染者细胞学为无明确意义的非典型鳞状细胞（atypical squamous cells-undetermined significance，ASC-US）时，如后续 HPV 检测阳性，推荐阴道镜检查。如果没有 HPV 检测条件，推荐 6 ~ 12 个月后重复细胞学检查。如果重复检查仍旧是 ASC-US 或更严重病变，推荐阴道镜检查。

5. 宫颈癌的诊断标准及临床分期、治疗原则？

（1）早期病例的诊断即采用本部分题 3 所述"三阶梯"程序。子宫颈有明显病灶者，可直接在癌灶取材行病理诊断。

（2）临床分期采用国际妇产科联盟（FIGO，2009）的临床分期标准。临床分期在治疗前进行，治疗后不再更改。

（3）宫颈癌的治疗应根据患者的临床分期、年龄、生育要求、全身状况、医疗技术水平及设备条件等，综合考虑制订个体化治疗方案。总原则为采用手术和放疗为主、化疗为辅的综合治疗。强调个体化和首次治疗，早期以手术为主，中晚期以放疗为主，辅以化疗的综合治疗。

6. 发生宫颈病变或 HPV 感染时，艾滋病患者的处理方案与正常妇女相同吗？

艾滋病患者的治疗过程中，应充分评估其免疫状态和身体一般状况，选择适宜的个体化方案。原则与正常女性相同。

（1）细胞学异常处理：

1）无明确意义的非典型鳞状细胞（ASC-US）：可直接行阴道镜或 6~12 个月后复查细胞学或采取 HPV-DNA 检测进行分层处理，如高危型 HPV DNA 阳性的病例建议行阴道镜检查，阴性的病例可 6~12 个月后复查细胞学。

2）非典型鳞状细胞不除外高度病变的鳞状上皮细胞（ASC-H）及低级别鳞状上皮内病变（LSIL）病例：应做阴道镜检查及可疑病灶处活检。

3）高级别鳞状上皮内病变（HSIL）：必须做阴道镜检查及可疑病灶处活检，也可直接做诊断性锥切。

4）非典型腺细胞：所有病例都应做 HPV DNA 检测、阴道镜和颈管检查及子宫内膜检查。

（2）HPV DNA 检测：

1）30 岁以上已婚或未婚有性生活的女性，可行高危型 HPV 检测，建议行细胞学和 HPV 联合检测。

2）如 HPV 16/18 阳性，无论细胞学结果如何均建议行阴道镜检查。

7. 当宫颈癌发生时，艾滋病患者在治疗过程中更应该注意哪些问题？

（1）积极地心理疏导及人文关怀，增强患者的信心。

（2）当确诊为宫颈癌后，应及时入院，完善化验检查，常规查血尿常规、肝肾功能、凝血功能、血型、肿瘤标志物、心电图、胸片、腹部超声、盆腔超声、肾脏超声、盆腔磁共振，注意 CD4$^+$ T 细胞计数检测以评估免疫状态，应用抗病毒药物的患者，应注意有无贫血及肝肾功能损害。

（3）除外手术禁忌后，应据患者有无生育要求，结合 2013 年美国国家综合癌症网络（National ComprehensiveCancer Network，NCCN）指南对宫颈癌的治疗建议，及时手术治疗。

（4）放疗可适用于全身情况不适宜手术的早期患者及期别较晚的患者，也可作为宫颈大块病灶的术前放疗或术后有高危因素患者的辅助治疗。

（5）化疗主要用于术前新辅助化疗、晚期及复发转移患者和同期放化疗。

8. 如需手术治疗，艾滋病患者围手术期管理更应该注意哪些方面的问题？

（1）术前应充分评估患者各系统、脏器的功能状态，能否耐受手术。做好阴道、肠道准备，备血。

（2）详细向患者及家属交代病情，告知手术风险。

（3）围手术期需应用抗生素预防感染，术后酌情应用抗生素，监测体温及血象变化，及时发现术后感染，及时治疗。

9. 放疗或化疗对艾滋病病情会有影响吗？

（1）放疗后可出现乏力、恶心、呕吐等症状，少数患者可能会发生血小板、白细胞轻度下降，还可能发生直肠及膀胱反应。对于艾滋病患者来讲，白细胞的降低有可能导致免疫功能进一步损害，抵抗力下降，从而影响其病情的进展。

（2）化疗最常见的不良反应即骨髓抑制，可表现为白细胞、血小板及红细胞降低。据化疗药物不同，消化道反应、肝肾功能损害及神经损害也常有发生，影响患者的机体功能状态，从而影响艾滋病病情进展。

10. 宫颈 HPV 感染的分型有什么意义？

HPV 分目前已被鉴定出 160 多种不同的亚型，其中 50 个以上亚型与生殖道感染有关，根据生物学致癌潜能将其分为两型：

（1）高危型及疑似高危型：高危型包括 HPV16、18、31、33、35、39、45、51、52、56、58、59、68、73 和 82 等 15 个型别，最常见的为 HPV 16 和 18 型；疑似高危型包括 HPV 26、53 和 66 等 3 个型别。以上型别可引起高级别 CIN 及子宫颈癌，普通型外阴鳞状上皮内瘤变及外阴癌，阴道上皮内瘤变及阴道癌。

（2）低危型：包括 HPV 6、11、40、42、43、44、54、61、70、72、81 和 89 等 12 个型别，最常见的为 HPV 6 和 11 型，主要与外生殖器、阴道、子宫颈外生性尖锐湿疣有关。

宫颈 HPV 感染的具体分型检测，可以更好地指导临床进行疾病的筛查，疾病的预防和诊治，以及疾病预后的判断及治疗后的随访等。

11. 宫颈 HPV 感染是否等同于宫颈病变？

人乳头瘤病毒（HPV）分为两类：致癌型（高危型）和非致癌型（低危型）。感染高危型 HPV 通常是子宫颈癌的必要非充分条件。HPV 感染是发生宫颈癌前病变和宫颈癌的必备条件，但并不是唯一条件。因此，只有一小部分持续感染高危型 HPV 的人会进展为宫颈病变和宫颈癌。绝大多数 HPV 感染都是一过性的，进展的风险较小。仅有的小部分感染持续存在，初始感染的 1 年和 2 年后感染仍然持续，则强烈预示着发生 CIN3 或癌的潜在风险增加。潜在风险增加，仍不等于宫颈病变，宫颈高危型 HPV 感染仅提示我们需要更加严格地进行宫颈癌的筛查，预防病变的发生。

12. 什么是持续型 HPV 感染？

重复筛查的合理性来源于若干队列研究的结果显示绝大多数一过性感染在 12 个月内被清除。一项队列研究报道，60% HPV 阳性、液基细胞学阴性的女性中位清除感染的时间为 6 个月；另一项队列研究显示 67% 的 HPV 感染在 1 年内清除。在感染超过 1 年的患者中，21% 在 30 个月内发展为 CIN2 或更高级别的病变。Kaiser Permanente Northern California 研究发现 47% 的女性在 1 年时仍旧 HPV 阳性。在重复检查时，任何联合筛查结果的异常较之基线筛查结果的异常相同，则发生更严重病变的风险增加。一年后重复联合筛查给了绝大多数一过性感染和无致癌之虞感染充分的时间以清除病毒，并且可以缩小范围以明确有癌前病变风险的人群进行阴道镜检查。故目前认为，同一个患者间隔 12 个月两次或者两次以上宫颈检测样本显示同一高危亚型 HPV 感染，被称为 HPV 持续感染。

13. HPV 感染是否属于性传播感染？艾滋病患者会不会更容易发生 HPV 感染？

性传播感染（sexually transmitted infections，STI）指通过性接触或类似性行为所引起的感染。性传播疾病（sexually transmitted disease，STD）是以性接触为主要传播方式的一组疾病。已知有30多种细菌、病毒和寄生虫通过性接触方式传播。其中就包括人乳头瘤病毒（human papilloma virus，HPV）。据估计，HPV是美国最常见的性传播感染，每年有620万例HPV感染的病例发生，另有2 000万例呈持续性HPV感染。

早在20世纪90年代就已经明确了人类免疫缺陷病毒（human immunodeficiency virus，HIV）和HPV存在交互作用。许多研究明确记录了HIV、HPV与子宫颈癌之间存在很强的关联。导致这一关联最可能的机制是免疫功能低下的女性不能清除HPV，从而增加了机体对HPV和其致癌作用的易感性。HIV感染女性的子宫颈HPV感染率比未感染HIV者高2～4倍。该感染率的增加出现在所有型别的HPV中。此外，感染HIV的女性出现HPV持续感染的可能性更大，HPV相关病变（包括CIN）的患病率和严重程度也更高。HPV感染和CIN的风险随免疫抑制程度的加重而增加。

14. HPV感染用不用治疗？

美国Kaiser Permanente Northern California（KPNC）队列研究发现，HPV阳性而细胞学阴性者5年内发生CIN3以上病变的风险为4.5%[95%CI（4.2%～4.8%）]，其中发展为宫颈癌的风险为0.34%，并且一半的病例为宫颈腺癌。同时在Kaiser中心进行的789 000例大样本普通人群筛查的随访研究中，平均有3.99%的妇女为高危型HPV阳性和细胞学阴性，且60%的妇女在6个月内通过自身免疫力可清除 HPV 感染。

　　HPV 感染在性生活活跃的女性中非常常见，多为一过性感染，目前国外指南均推荐，30 岁以下的女性无须进行 HPV 检查，其原因主要有：第一，该年龄阶段的女性 HPV 的高感染率是由于性行为、生物易感性或者两者联合作用所致。如果进行 HPV 检查，其阳性率很高。第二，该年龄段阳性率随着身体抵抗力的改善，存在一定的逆转率，很大部分可自行转为阴性，CIN1 及 CIN2 的自然消退率较常见，并且子宫颈浸润癌较少见，因此不必过于紧张。目前在全球市面无公认的针对 HPV 治疗药物，即无理想药物，建议定期随访。

15. HPV 感染女性可以同房吗？

　　HPV 感染主要通过性行为传播，尤其在人体免疫功能低下时，更容易被感染。最有效的阻断 HPV 传播的方法就是避免性接触，但这并不现实。因此建立安全性行为是预防 HPV 感染的有效方法，比如：减少性伴数量，坚持正确使用安全套，以及 HPV 疫苗的预防接种等。有研究结果显示，在性伴坚持和正确使用安全套的情况下，HPV 的感染降低了 70%。

16. HPV 感染女性的配偶是否需要治疗？

　　HPV 感染主要通过性行为传播。HPV 感染对于男性来说，主要是低危型 HPV 6 和 11 型感染所致的以肛门生殖器部位增生性损害为主要表现的尖锐湿疣；而高危型 HPV 感染引起的肛门癌及口腔癌发病率很低。感染 HPV 的女性的性伴侣，可以到正规医院就诊，进行 HPV 抗体检测，如见生殖器疣等，需要考虑综合治疗，即：去除诱因，提高机体免疫力，化学药物治疗（三氯醋酸或二氯醋酸）、物理治疗（冷冻、激光、电灼等）或手术切除治疗等。必要时可使用干扰素、白介素 -2 等免疫疗法辅助治疗及预防复发。但目前为止，在全球市面上无公认的针对 HPV 感染的治疗药物，即无理想药物，HPV 本身无须治疗。

（樊庆泊　刘朝晖　宗晓楠　朱云霞）

九、HPV 疫苗相关问题

1. HPV 感染可以预防吗？

HPV 感染与其他性传播感染类似，主要是通过性行为传播，所以最好的预防方法是避免性接触，但在现实生活中很难实现，因此建立安全性行为是预防 HPV 感染的有效方法。包括：推迟首次性行为的时间，减少性伴侣数量，坚持正确使用安全套，以及 HPV 疫苗的预防接种等。

一项关于新近性生活活跃的女大学生的前瞻纵向研究结果显示，在她们的性伴坚持和正确使用安全套的情况下，HPV 的感染率降低了 70%。

2017 年美国临床肿瘤学会（ASCO）指出，HPV 疫苗接种可以预防特定型别 HPV 感染，是子宫颈癌一级预防的最佳策略。包括世界卫生组织（WHO）、国际妇产科联盟（FIGO）、美国免疫实施咨询委员会（ACIP）在内的权威机构，均推荐接种 HPV 疫苗预防子宫颈癌。

在人体免疫功能低下时，更容易感染 HPV。因此坚持锻炼身体，提高自身免疫，也是预防 HPV 感染的必要方法。

2. 目前有多少种 HPV 疫苗，请分别介绍。

目前，美国食品药品监督管理局（Food and Drug Administration, FDA）已经批准了 3 种 HPV 疫苗用于预防 HPV 感染。2006 年 6 月，四价 HPV 疫苗被批准用于 9～26 岁的女性，2009 年 10 月批准用于相同年龄范围的男性，同时批准了二价 HPV 疫苗用于 9～26 岁的女性。这两种疫苗在全世界约 100 个国家被批准使用。2014 年批准九价 HPV 疫苗上市。

二价 HPV 疫苗，可以预防 HPV 16 和 18 型病毒感染，超过 70% 的宫颈癌和 50% 的癌前病变（CIN 2～3）都是由这两种病毒引起的。四价 HPV 疫苗，覆盖了 HPV 16、18、6 和 11 型病毒感染，尽管 HPV 6 和 11 不属于宫颈癌高危型 HPV 病毒，但有超过 90% 的生殖道疣是由这两个 HPV 型别引起的。二价和四价 HPV 疫苗在 30% 的病例中还可以保护除外 HPV 16 和 18 以外的其他高危亚型的致癌作用。2014 年批准的九价 HPV 疫苗，针对 HPV 6、11、16、18、31、33、45、52、58 九种亚型，覆盖了 20% 除四价外另 5 种高危亚型。

3. HPV 疫苗要注射几针？有年龄限制吗？

2006 年 6 月，FDA 批准四价 HPV 疫苗用于 9～26 岁的女性，2009 年 10 月批准用于相同年龄范围的男性，同时批准了二价 HPV 疫苗用于 9～26 岁的女性。2014 年批准九价 HPV 疫苗上市。为了获得最大效益，美国疾病控制与预防中心和美国妇产科学会推荐 9～26 岁的女性接受疫苗接种，HIV 感染的 9～26 岁女性也建议接种 HPV 疫苗。由于 HPV 感染的主要途径为性行为传播，故建议在发生性行为之前（指暴露于 HPV 的年龄到来前）注射 HPV 疫苗最为理想。对于上述推荐年龄段以外的性活跃女性，特别是已感染了疫苗包含的一种或多种型别 HPV 的女性来说虽获益减少，但仍推荐接种。

目前，在我国，HPV 疫苗的目标人群为 9～45 岁的女性，均需要连续接种 3 次，共 6 个月的时间。二价疫苗的推荐接种年龄为 9～45 岁，接种时间为第 0、1、6 个月。四价疫苗的推荐接种年龄是 20～45 岁。而最新批准上市的九价 HPV 疫苗适用于 16～26 岁的女性。四价 HPV 疫苗和九价 HPV 疫苗，接种时间为第 0、2 和 6 个月。美国 CDC 推荐不论疫苗接种中断多长时间都可以继续接种，而无须从头开始。

4. 艾滋病患者可以打 HPV 疫苗吗？

美国免疫实施咨询委员会（Advisory Committee on Immunization

Practices，ACIP）指南声明，HIV 患者等免疫抑制的个体是可以考虑接种 HPV 疫苗的，因为该疫苗并非活疫苗。四价 HPV 疫苗的免疫原性和安全性已在 HIV 血清阳性的成年男性，以及 7～12 岁的 HIV 血清阳性的男性和女性青少年中获得确认，具有可靠的安全性。二价和四价 HPV 疫苗在 30% 的病例中可预防除外 HPV 16 和 18 的其他高危亚型的致癌作用。九价 HPV 疫苗还可以预防另外 5 种高危 HPV 亚型导致的感染。美国疾病预防与控制中心和美国妇产科医师学会推荐 9～26 岁的女性接受疫苗接种，HIV 感染的 9～26 岁女性也建议接种九价 HPV 疫苗。

5. 接种了 HPV 疫苗者，是否还需要常规宫颈疾病筛查？

接种 HPV 疫苗的女性应该接受和未接种女性一样的筛查流程。二价和四价 HPV 疫苗只能对两种最致癌的 HPV 高危型产生免疫作用，即 HPV 16 和 18 型。这两种 HPV 亚型和超过 75% 的宫颈癌有关。然而，尽管数据显示在既往未感染 HPV 的女性中疫苗能提供 100% 针对 HPV 16 和 18 造成 CIN 的保护，但是另有 30% 的宫颈癌来自疫苗尚未覆盖的其他 HPV 高危亚型。九价 HPV 疫苗可以额外提供另外 5 种高危型的免疫，但是依旧不能覆盖所有高危亚型。目前，疫苗的接种率远达不到 100%，且很多女性都在感染了 HPV 之后才得以接种疫苗，这样疫苗的免疫效果会明显降低。所以，尽管 HPV 疫苗是宫颈癌预防的重要一步，但是还不能取代常规的宫颈癌筛查。

6. 如果已经感染 HPV，还可以注射 HPV 疫苗吗？

HPV 是美国常见的性传播感染之一，每年有 620 万例 HPV 感染病例发生，另有 2 000 万例呈持续性 HPV 感染。为了获得最大效益，美国疾病预防与控制中心和美国妇产科学会推荐 9～26 岁的女性接受疫苗接种，并建议在发生性行为之前（指暴露于 HPV 年龄到来前）注射 HPV 疫苗最为理想。一般认为接种前无须检测体内有无 HPV 感染。对上述推荐年龄段以外的性活跃女性，或已感染了疫苗包含的一种或多种型别 HPV 的女性来说，则获益减少，但仍推荐接种。

7. 怀孕可以注射 HPV 疫苗吗？

FDA 将 HPV 疫苗归类为妊娠 B 类药物。在 FUTURE Ⅱ试验中，疫苗组有 1 053 名女性在试验期间怀孕，安慰剂组有 1 106 名，没有发现疫苗相关的明显的先天畸形。VAERS 的评估也没有发现妊娠期接种四价 HPV 疫苗增加了胎儿畸形的风险。但在有更多的妊娠期接种安全性的数据前，不推荐对妊娠期女性使用任何一种疫苗。

8. 注射 HPV 疫苗过程中，可以怀孕吗？

有些女性会在获悉自己怀孕前接种 HPV 疫苗，那么应向该女性再次说明没有证据证明疫苗对妊娠有害，在疫苗接种的 6 个月内如果意外怀孕，可以严密观察继续怀孕。但从优生优育及母婴安全等角度考虑，应将后续的注射推迟至产后接种。对于已开始注射疫苗但在完成全部三次注射前怀孕的女性，同样推荐在产后再继续接种。哺乳期女性可以接受免疫接种，HPV 疫苗不影响母乳喂养的安全。

9. HPV 疫苗能预防其他型 HPV 吗？

有证据表明，预防性 HPV 疫苗除了对已注射的 HPV 型别起保护作用外，对与该型别密切相关的 HPV 型别间有一定的交叉保护作用。有实验表明，二价和四价 HPV 疫苗在 30% 的病例中可以预防除外 HPV 16 和 18 的其他高危亚型的致癌作用。九价疫苗覆盖了大约 20% 的有额外 5 种高危亚型，即：HPV 31、33、45、52、58 导致的感染。

10. 男性需要注射 HPV 疫苗吗？

已有多项研究评估了男孩和成年男性接种 HPV 疫苗的有效性和安全性。关注的焦点主要是生殖器疣、阴茎和肛门上皮内瘤变，以及 HPV 16 和 HPV18 相关的肛门癌、口腔癌症等，目前还没有明确证据显示男性接种 HPV 疫苗对性伴侣患宫颈癌的预防作用到底有多大。一项涉及 4 065 名 16～26 岁健康男性的随机、安慰剂对照、双盲试验显示，接种疫苗的人群 HPV 6、11、16 或 18 相关的外生殖器病变减少了 66%。未接触过这四种型别并注射完整 3 次疫苗的受试者在第 7 个月时有效性更高（90%）。

在预防男性生殖器疣的安全性和有效性数据的基础上，且考虑到投入收益比等相关问题，2009 年 FDA 批准将四价 HPV 疫苗用于男性。2010 年 ACIP 在先前对女性推荐的基础上，增加了"四价疫苗可用于 9～26 岁男性，以减少罹患生殖器疣的可能性"的说明。2011 年 ACIP 在用词上将"允许"（permissive）疫苗用于男性替换为对 11 或 12 岁男性"推荐常规应用"（recommendation for routine use）四价 HPV 疫苗（HPV4）。ACIP 也推荐对 13～21 岁未接种疫苗或未完整接种 3 剂疫苗的男性接种疫苗。22～26 岁男性仍维持用"可以接种"（may be vaccinated）这一推荐。

（刘朝晖　宗晓楠）

十、孕产期保健与预防 HIV、梅毒 和乙肝母婴传播综合干预服务

1. 完整的孕产期保健包括哪些环节?

基本的孕产期保健服务包括了孕早期进行第 1 次产前检查,孕中期和孕晚期完成至少 4 次(推荐 6～10 次)产前检查,住院分娩及出院后 1 周内和产后 42 天产妇健康检查。

2. 完整的儿童保健服务包括哪些环节?

基本的儿童健康管理服务包括出院后 1 周内新生儿家庭访视,新生儿满月健康体检(28～30 天),婴幼儿 8 次健康体检(3、6、8、12、18、24、30、36 月龄)及学龄前儿童健康管理。

3. 什么是预防艾滋病、梅毒和乙肝母婴传播综合干预服务？

预防艾滋病、梅毒和乙肝母婴传播（以下简称预防母婴传播）综合干预服务是以艾滋病、梅毒和乙肝综合防治体系为支撑，以常规妇女保健、孕产期保健和儿童保健工作为基础，为育龄人群、孕产妇和所生儿童提供预防母婴传播服务。

4. 艾滋病、梅毒和乙肝母婴传播综合干预服务的目标是什么？

我国预防母婴传播综合干预服务的具体目标为：

（1）孕产妇艾滋病、梅毒和乙肝检测率达到95%以上，孕期检测率达90%以上，孕早期检测率达80%以上。

（2）艾滋病感染孕产妇抗艾滋病病毒用药率95%以上，所生儿童抗艾滋病病毒用药率达95%以上。

（3）梅毒感染孕产妇梅毒治疗率达95%以上，所生儿童预防性治疗率达95%以上。

（4）乙肝感染孕产妇所生儿童首针乙肝疫苗及时接种率和三针全程接种率分别达到95%以上，乙肝免疫球蛋白及时注射率达95%以上。

（5）艾滋病母婴传播率下降至3%以下。

（6）胎传梅毒报告发病率下降至15/10万以下。

（7）乙肝母婴传播率下降至 1% 以下。

5. 预防母婴传播综合干预服务在哪些环节与婚前、孕前和孕产期保健紧密结合？

（1）婚前保健与孕前保健：在婚前保健与孕前保健服务中，艾滋病、梅毒和乙肝检测筛查均被列为必查项目。根据国家婚前保健工作规范，医生在提出医学意见时，需由受检双方在体检表上签署知情意见。

若男性确诊为阳性，应告知其传播给配偶及配偶未来怀孕母婴传播风险，并对其采取有效的治疗措施，尽快治愈或降低其传染性。

若女性确诊为阳性，应告知其所患疾病母婴传播风险，并对其采取有效的治疗措施与孕前咨询：若感染 HIV，应建议将病毒载量降至检测下限后，再考虑怀孕；若感染梅毒，应治愈后怀孕；若感染乙肝且病毒载量较高，应考虑将病毒载量降低后，再考虑怀孕。

（2）孕早期产前检查：HIV、梅毒和乙肝筛查检测，为孕妇孕早期产检的必查项目，孕妇首次进行产前检查时，即应行上述筛查检测。HIV 建议行 HIV 抗体筛查试验，梅毒建议行梅毒螺旋体抗原血清学试验（有条件地区建议梅毒螺旋体抗原血清学试验与非梅毒螺旋体抗原血清学试验同时检测），乙肝建议行乙肝表面抗原检测 [有条件地区建议直接行乙肝血清学标志物 5 项检测：乙肝表面抗原（HBsAg）、乙肝表面抗体（抗 -HBs）、乙肝 e 抗原（HBeAg）、乙肝 E 抗体（抗 -HBe）、乙肝核心抗体（抗 -HBc）]。

HIV 与梅毒确诊阳性的孕妇，均应在孕早期尽早开始治疗干预措施，最大限度降低母婴传播风险。

（3）孕中晚期产前检查：若孕妇首次产检时间为孕中期或孕晚期，也应及时进行 HIV、梅毒和乙肝筛查检测。

针对 HIV 感染孕妇，孕中晚期应持续行抗病毒治疗，并进行相应检测动态评估治疗效果。

针对梅毒感染孕妇，在完成一个疗程的治疗后，整个孕期均应定期行非梅毒螺旋体抗原血清学试验检测，评估治疗效果，动态监测感染状态。分娩前，必须行非梅毒螺旋体抗原血清学检测，为儿童分娩后与母亲分娩前检测结果进行比较。

针对乙肝感染孕妇，根据症状、肝功能和病毒载量，可考虑自孕中期开始抗病毒治疗。

（4）住院分娩：HIV、梅毒和乙肝感染，均不作为实施剖宫产的指征。应尽量避免紧急剖宫产。

对于 HIV 感染孕妇，应综合根据服药情况、病毒载量决定分娩方式。对于梅毒感染孕妇，若母亲生殖器存在明确病灶，产时婴儿直接接触母亲产道病灶，存在一定感染风险。

分娩过程中尽量避免可能增加母婴传播危险的损伤性操作，包括会阴侧切、人工破膜、宫内胎儿头皮监测、使用胎头吸引器或产钳助产等。应严密观察并积极处理产程。尽可能减少新生儿接触母亲血液、羊水及分泌物的时间和机会。

乙肝表面抗原阳性孕妇所生儿童，分娩后应立即注射乙肝免疫球蛋白 100 国际单位并同时接种首剂乙肝疫苗。

（5）产后健康检查：产后健康检查，提供了再次监测产妇的感染状态和治疗效果的机会。同时在上门访视过程中，再次对感染孕妇进行科学的喂养指导。

6. 针对临产时首次寻求医疗卫生服务的孕妇，预防母婴传播有哪些干预服务？

（1）对临产时才首次寻求孕产期保健服务，且艾滋病、梅毒和乙肝感染状况不明确的孕产妇，尽快同时应用两种不同厂家或不同原理的 HIV 检测试剂，一种梅毒螺旋体抗原血清学试验检测试剂和一种乙肝表面抗原检测试剂进行筛查（要求 30 分钟内出检测结果），根据筛查检测结果及时提供后续服务。

（2）因产妇已临产，分娩前没有后续确诊的时间，因此上述检测，只要一项筛查为阳性，即应立刻与孕妇交代病情，在知情同意的前提下，尽快实施预防母婴传播干预措施。

（3）2 种 HIV 检测试剂至少一种阳性的孕妇，应立即服用抗病毒药物，有条件地区应服用替诺福韦（TDF）＋拉米夫定（3TC）/恩曲他滨（FTC）＋整合酶抑制剂，以尽快降低病毒载量。所分娩儿童应于 6 小时内进行抗病毒治疗。

因母亲分娩前首次接受抗病毒治疗，所生儿童为高暴露风险儿童，儿童应在出生后 6 小时内尽早开始服用三联抗病毒药物至出生后 6 周。

（4）梅毒螺旋体抗原血清学试验检测阳性孕妇，应立即启动并完成1次治疗。所分娩儿童分娩后应行非梅毒螺旋体抗原血清学检测并行青霉素预防性治疗。

（5）乙肝表面抗原阳性孕妇，分娩后应立即注射乙肝免疫球蛋白100国际单位并同时接种首剂乙肝疫苗。

（6）因孕妇已临产，不具备选择性剖宫产的条件，三种疾病筛查阳性，均不建议采用紧急剖宫产结束分娩。应继续采取阴道分娩，尽量避免可能增加母婴传播危险的损伤性操作。

7. 针对孕产妇，有哪些检测项目需要特别注意？

（1）核酸检测：初筛可疑或待确证的孕产妇，应结合流行病学史，积极采取核酸检测。针对无法明确排除暴露可能的孕妇，应比普通人群更加积极地采取核酸检测，以尽可能提前预防母婴传播干预措施开始时间。

（2）快速检测方法：快速检测方法针对临产时首次寻求孕产期保健服务的孕妇具有重要的意义，若实验室所使用传统方法（如化学发光）无法在30分钟内报告检测结果，针对上述孕妇，应果断采用快速检测试剂开展筛查，以确保在30分钟内获得检测结果，分娩前为可能感染的孕妇积极采用预防母婴传播措施。同时确保所娩儿童在6小时内，开始服用预防性抗病毒药物。

8. 预防母婴传播儿童随访服务如何与儿童保健紧密结合？

HIV 和梅毒感染孕妇所生儿童随访时间，均与基本的儿童健康管理服务一致。

（1）HIV 感染孕妇所生儿童，于出生后 48 小时内、6 周和 3 个月时，分别采集血标本，进行婴儿艾滋病感染早期诊断检测（核酸检测）。两次核酸检测结果阳性，可诊断为 HIV 感染。早期诊断检测结果为阴性或未进行早期诊断检测的儿童，应于 12 月龄时进行艾滋病抗体筛查，筛查结果阴性者，排除艾滋病感染；筛查结果阳性者，应随访至满 18 月龄，并再次进行艾滋病抗体检测，如抗体检测结果仍为阳性者应及时进行补充实验，明确艾滋病感染状态。

艾滋病感染孕产妇所生儿童都应纳入高危儿管理，在儿童满 1、3、6、9、12 和 18 月龄时，分别进行随访和体格检查，观察有无感染症状出现。

（2）梅毒感染孕产妇所生儿童自出生时开始，在儿童满 3、6、9、12、18 月龄时，定期进行梅毒血清学检测和随访，直至排除或诊断胎传梅毒时，可以终止随访。

9. 针对 HIV 感染产妇，应提供怎样的喂养指导？

应根据艾滋病感染孕产妇及其家人对婴儿喂养的知识和技能、

可接受性、可负担性、可持续性、获得专业指导的可及性等条件进行综合评估，给予科学的喂养指导，保障婴儿健康饮食和营养充足。

对选择人工喂养者，指导其正确冲配奶粉和清洁消毒器具。对选择母乳喂养者，要做好充分的咨询，强调喂养期间母亲或婴儿应坚持服用抗病毒药物，指导正确的母乳喂养和乳房护理。

对于高暴露风险儿童，应避免母乳喂养。

（刘凯波　张　雪　张晓辉）

十一、HIV 感染女性的避孕与终止妊娠

1. 避孕方法有哪些？

（1）工具避孕：包括宫内节育器、避孕套、阴道隔膜等。

（2）药物避孕：包括常用的短效避孕药、避孕针、皮下埋置针等。

（3）自然避孕法：包括安全期避孕、体外射精、哺乳期避孕等。

（4）紧急避孕法：包括米非司酮、左炔诺孕酮片等。

（5）绝育术。

2. 什么是宫内节育器？宫内节育器种类有哪些？

宫内节育器（intrauterine contraceptive device，IUD）为一种安全、有效、简便、经济、可逆的避孕工具，是我国生育期妇女主要的避孕措施。IUD 主要通过局部组织对异物的组织反应而影响受精卵着床达到避孕的目的，另外活性物质通过对精子及胚胎的毒性作用、干扰着床、抑制排卵及抑制前列腺素合成参与避孕。

IUD 的种类：我国现行使用的 IUD 为第二代 IUD，为活性宫内节育器，内含活性物质（铜离子、激素及药物等），这些物质可以减少副作用，提高避孕效果。

（1）含铜宫内节育器（Cu-IUD）：Cu-IUD 的主要作用机制是通过铜离子杀伤精子或受精卵及影响子宫内膜细胞代谢，干扰受精卵着床而发挥避孕作用。IUD 所含铜的表面积越大，其避孕效果越好。从形态上分为 T 型、V 型、宫型等多种形态。Cu-IUD 使用 1 年的妊娠率均在 1/100 人年左右，已达到高效的避孕效果。

（2）含药 IUD：将药物储存在节育器内，每日微量释放药物提高避孕效果，降低副作用。我国常用含药 IUD：①激素宫内节育器即左炔诺孕酮宫内节育系统（LNG-IUS），避孕同时可以减少月经量，治疗痛经，适合用于经量大的子宫异常出血患者及子宫肌瘤、子宫腺肌病患者。②含吲哚美辛的宫内节育器，可以用于痛经妇女的避孕方法。

3. 放置宫内节育器的适应证和禁忌证有哪些？

适应证：凡生育期妇女无禁忌证、要求长期避孕者均可放置宫内节育器者，亦可用于性交后 5 日内的紧急避孕。

禁忌证：

（1）绝对禁忌证：

1）妊娠或可疑妊娠者。

2）生殖器官炎症。

3）3 个月以内有月经频发、月经过多（左炔诺孕酮宫内节育器除外）或不规则阴道出血者。

4）子宫异常：①子宫颈内口过松、重度撕裂（铜固定式宫内节育器除外）及重度狭窄者；②Ⅱ度以上子宫脱垂者；③生殖器官畸型（如子宫纵隔、双角子宫、双子宫）；④子宫腔小于 5.5cm、大于 9cm 者（人工流产时、剖宫产后、正常产时放置及铜固定式宫内节育器——吉妮环除外）。

5）人工流产后子宫收缩不良、出血多，有妊娠组织物残留或感染可能者。

6）产时或剖宫产时有潜在感染或出血可能者。

7）各种较严重的全身急、慢性疾患，铜过敏史者，不能放置载铜节育器。

（2）相对禁忌证：

1）产后 42 天后，如恶露未净或会阴伤口未愈者，应暂缓放置。

2）葡萄胎史未满 2 年者慎用。

3）生殖器官肿瘤（如子宫肌瘤、卵巢肿瘤等）者慎用。

4）中度贫血（Hb < 90g/L）者慎用（左炔诺孕酮宫内节育器及含吲哚美辛宫内节育器除外）。

5）有异位妊娠史者慎用。

4. 放置宫内节育器后有哪些注意事项？

（1）术后注意休息，避免重体力劳动及剧烈运动，2 周内禁止性生活及游泳、盆浴。

（2）上环后阴道出血量多于平时的月经量、下腹持续疼痛、发热、出血时间超过 14 天、阴道分泌物异常等情况，需及时返诊。

（3）术后 1、3、6、12 个月复查，IUD 位置正常，可以以后每年复查一次。

5. 什么情况下需要取出宫内节育器？

（1）有严重的并发症（阴道出血、腰痛、腹痛等）治疗无效。

（2）B 超提示 IUD 位置下移（不含 LNG-IUS）。

（3）带器妊娠（包括宫内妊娠及异位妊娠）。

（4）打算妊娠或无避孕需求。

（5）绝经妇女。

（6）放置时间超过有效期。

（7）拟改用其他避孕方法者。

6. 应用甾体激素类药物进行避孕有哪些方法？

主要包括口服避孕药、避孕针、探亲避孕药、皮下埋植剂、阴道避孕环和复方雌孕激素透皮贴剂等。

7. 甾体激素类药物进行避孕的适应证和禁忌证有哪些？

（1）适应证：有避孕需求无禁忌证的育龄妇女。

（2）禁忌证：①哺乳期妇女不宜应用复方避孕药；②35岁以上吸烟妇女；③精神疾患；④严重反复发作的偏头痛；⑤患严重的全身疾患：心血管疾病、血栓性疾病、糖尿病、甲状腺功能亢进、肝肾疾病、静脉血栓疾病、恶性肿瘤以及癌前病变，特别是乳腺癌患者及乳腺癌高危风险人群。

8. 应用甾体激素类药物进行避孕的注意事项有哪些？

（1）短效避孕药必须在排除妊娠之后选用，尽量避免漏服，一旦发生漏服次日应服2片避孕药。

（2）短效避孕药需坚持周期服用，不可中途停药，否则会引起撤退性出血。

（3）用药过程中频繁出现异常出血需注意排除子宫内膜疾患等情况。

（4）紧急避孕药不能作为常规避孕手段，仅对一次无保护性生活有效，全年不得使用超过 4 次。服药后如出现月经延迟或异常阴道出血需及时排除妊娠。

9. 各种激素类避孕方法的不良反应有哪些？

（1）类早孕反应：服药初期约 10% 妇女出现恶心、呕吐、头晕等类妊娠反应，一般不需要停药，坚持服药几个周期可以自然消失。严重者可以换用其他避孕方法或药物剂型。

（2）阴道不规则出血：服药初期或漏服药物可引起突破性出血，一般为点滴出血，可以观察，如出血量较多可以加服雌激素制剂直到血止。如出血量大或已临近周期末期可以停药。

（3）闭经：1%～2% 服用者出现闭经，多出现在既往月经不规律者中。第一周期停药 7 天后无月经来潮需除外妊娠后，继续下一周期药物。连续 3 个周期无月经来潮需要停药检查。

（4）体重及皮肤变化：早期避孕药中雄激素活性较强，人体合成代谢增强，可引起体重增加，极少数妇女面部皮肤出现淡褐色斑。随着新型避孕药的出现，雌激素剂量减少，孕激素活性增强，雄激素活性减低，对于体重影响减少，且可以改善皮肤痤疮的症状（炔雌醇环丙孕酮片）。新一代避孕药屈螺酮炔雌醇具有对抗盐皮质激素的作用，可减轻水钠潴留，对体重影响最少。

（5）其他：个别妇女服药后出现头痛、复视及乳房胀痛等，可对症处理。

短效复方口服避孕药的常见不良反应表现为类早孕反应、服药期出血及停经。少数出现严重的或持续性的疼痛，如头痛、胸痛，视觉障碍，气短或黄疸时，应及时停药，就诊检查。

复方雌孕激素长效口服避孕药含激素剂量较大，类早孕反应、白带增多及月经变化等不良反应较大。少数人有胃痛、头痛、水肿、乳胀、面部色素沉着、皮疹或脱发等症状，可对症处理，重者需停药。目前市场上已很少用。

一部分妇女应用探亲避孕药后，出现恶心、呕吐、胃部不适等类早孕反应及少量阴道出血等不良反应。一般不严重，可不做处理。症状明显或持续时间较长时，可对症处理。目前市场上已很少用。

使用避孕针后，可能会出现经期延长、不规则阴道出血及闭经、体重变化等不良反应。用药后，如发生严重头痛或偏头痛、黄疸、视物模糊、复视等症状，应立即就诊。

月经紊乱是应用皮下埋植剂后的主要副反应，初期表现为不规则阴道出血，少数妇女会出现闭经。少数使用者也可能出现头痛、体重增加，不严重时无须取出。

阴道环可能会出现月经出血模式的改变及白带增多等。

应用透皮避孕贴剂，会出现恶心、头晕、局部皮肤瘙痒，偶有过敏等副反应。

10. 屏障避孕法有哪些？

屏障避孕法指通过屏障阻止精子进入宫腔而达到避孕目的，同时可以防止性传播疾病。包括男用阴茎套、女用阴道套及宫颈帽；阴茎套即通常所说的避孕套，目前被广泛应用，阴道套、宫颈帽国内尚无商品供应。

11. 屏障避孕法的注意事项有哪些？

（1）选择合适型号的避孕套。

（2）应用前需要检查避孕套是否有破损，同时排空小囊中的空气。

（3）全程佩戴避孕套。

（4）射精后在阴茎未软缩前，即捏住套口与阴茎同时取出。

（5）使用后即刻检查避孕套是否有破损，有破损需根据排卵时间决定是否加紧急避孕药。

（6）不得重复使用。

（7）使用中注意手部卫生。

12. 外用避孕药有哪些？

外用杀精剂是性交前放入阴道具有灭活精子的一类化学避孕制剂。由活性成分壬苯醇醚及基质制成避孕栓剂、片剂、胶冻剂、凝胶剂及避孕薄膜，壬苯醇醚通过破坏精子细胞膜使精子失活，有强烈杀精作用，基质可使杀精剂扩散覆盖宫颈外口，提高避孕效果。

13. 应用外用避孕药有哪些注意事项？

（1）每次性交前均需使用。

（2）片剂、栓剂及避孕薄膜放入阴道需等待 5～10 分钟溶解后起效，放置 30 分钟后无性交需重新放置。

（3）绝经妇女最好选用胶冻剂、凝胶剂，其他剂型因阴道分泌物减少不易溶解，不建议使用。

14. 终止妊娠有哪些方法？

人工流产是指服务对象因非意愿妊娠自愿要求实施人工终止小于孕 28 周的妊娠。人工流产的方法包括孕 10 周前的负压吸宫术、10～14 周的钳刮术、14～27 周（胎头双顶径 ≤ 6.5cm）的依沙吖啶羊膜腔内或羊膜腔外注射中期引产术，以及孕 16 周以内的米非司酮配伍米索前列醇药物流产。

15. 终止妊娠有哪些注意事项？

目前常规采用的人工流产方法安全、有效，但无论是手术流产还是药物流产，都会由于对妇女生殖器官自身防护屏障的破坏和对子宫内膜的损伤，对生殖系统及其功能产生潜在的损害（如闭经、不孕），这些危害随人工流产次数的增加而加重，风险增加。为尽可能较少损害，终止妊娠需注意：

（1）术前明确诊断，结合停经史及超声检查明确妊娠诊断，排除异位妊娠，明确胚胎大小，决定终止妊娠的手段。

（2）术前排除生殖道炎症，积极治疗合并症，疾病急性期不宜手术。

（3）手术操作轻柔，术中应核对胚胎大小与孕周、超声诊断是否相符，避免漏吸。

（4）手术后应叮嘱患者禁止性生活、盆浴、游泳2周。

（5）交代制定长期避孕措施。

（6）术后2周复查，以了解有无感染、是否完全流产。

（7）注意观察月经复潮情况，如月经量过少，应及时就诊排除子宫内膜受损，如考虑子宫内膜受伤害需尽早给予干预修复子宫内膜（雌孕激素周期治疗）。

（樊庆泊　齐伟红　张晓辉）

十二、HIV 感染合并梅毒

1. 什么是梅毒？HIV 感染女性合并梅毒的临床表现特点是什么？HIV 合并梅毒会影响实验室检查及治疗吗？

梅毒是由密螺旋体中的苍白螺旋体感染引起的全身性疾病，感染原因多为不洁性交或胎盘传播。梅毒的临床表现非常复杂，能模仿许多疾病，有多种损害，时隐时现。

HIV 合并梅毒感染原则上不会影响实验室检查及治疗，但 HIV 感染造成机体免疫力低下，可造成实验室检测出现前带现象，即假阴性。合并感染者还应考虑做腰椎穿刺检查脑脊液，以排除神经梅毒。另外，对合并 HIV 感染的梅毒患者的梅毒治疗是否需加大治疗药物剂量或延长疗程目前尚不明确。对一、二期和隐性梅毒患者若不能行腰穿检查，则建议采用神经梅毒的治疗方案对患者进行治疗。

2. 什么是早期梅毒？什么是晚期梅毒？

根据病情的发展分为早期梅毒和晚期梅毒。

（1）早期梅毒：病期在 2 年以内，主要侵犯皮肤、黏膜。早期梅毒根据症状又可分为一期梅毒、二期梅毒。

（2）晚期梅毒：早期梅毒未加治疗，或治疗不充分，通常发生于感染后 4～5 年，（最早 2 年，最晚 20 年），40% 患者可发生。包括三期梅毒、心血管梅毒及神经梅毒等。晚期梅毒很少通过性传播，但仍有传染给胎儿的风险。

3. 一期梅毒的临床表现是什么？

一期梅毒的主要症状为硬下疳和梅毒性横痃，一般无全身症状。

4. 什么是硬下疳？

梅毒螺旋体在侵入部位引起的无痛性炎症反应。初起为一小红斑，触之有软骨样感觉，典型硬下疳为圆形或椭圆形、边缘清楚、周边隆起、基底平坦、肉红色、表面有少量浆液分泌物、内含大量梅毒螺旋体、周围有炎性红晕、直径 1～2cm 的无痛性溃疡。常为单发，个别有多发。好发于外生殖器（90%），潜伏期平均 3 周；发生于生殖器外者少见，如唇、乳房、舌、手指等处，易被漏诊或误诊。

5. 什么是梅毒性横痃?

硬下疳出现后 1 ~ 2 周,腹股沟或患处附近淋巴结可肿大。常为单侧,数目及大小不等、质硬、不粘连、不破溃、无疼痛。

6. 什么是二期梅毒? 二期梅毒疹的特征是什么?

二期梅毒发生约在硬下疳出现后 6 ~ 12 周,为病原体血行播散所致,病损主要见于皮肤及黏膜,偶可侵犯骨骼、神经等。部分患者可有前驱症状,如发热、头痛、全身淋巴结肿大等。二期梅毒分为二期早发梅毒疹和二期复发梅毒疹两类。

(1)二期早发梅毒疹:一般发生在感染后 2 ~ 3 个月,症状以皮肤、黏膜发疹为主(即梅毒疹),疹内有大量梅毒螺旋体,因此,传染性亦强。此期特点如下:①皮疹多为全身性对称性分布的玫瑰色斑疹、斑丘疹、丘疹、鳞屑性丘疹,偶尔呈毛囊炎样或蛎壳疮样损害;②肛门、外生殖器部位可发生扁平湿疣;③可引起梅毒性白斑及脱发;④黏膜疹也称黏膜斑,多见于口腔,也可见于阴道黏膜,含大量梅毒螺旋体;⑤二期梅毒疹可以自行消退。

(2)二期复发梅毒疹是因治疗不足或患者免疫力降低导致,其特点为皮疹数目较少,但皮损较大、破坏性大。

7. 二期梅毒的其他症状有什么？

二期梅毒除梅毒疹及复发性梅毒疹外，还可引起：①骨骼损害，如梅毒性骨膜炎、梅毒性骨关节炎；②眼损害，如梅毒性虹膜炎、脉络膜炎、视神经炎及视网膜炎等；③二期神经梅毒，如梅毒性脑膜炎、脑血管梅毒及无症状性神经梅毒，其中无症状神经梅毒较多见。

8. 三期梅毒疹特点是什么？特征性皮损是什么？

三期梅毒的共同点：①损害数目少、分布不对称，破坏性大，愈后留有萎缩性瘢痕。面部皮损毁容。②自觉症状很轻但客观症状严重。③损害内梅毒螺旋体少，传染性弱或无传染性。主要包括结节性梅毒疹和树胶肿。

9. 几种特殊类型梅毒的临床表现是什么？

（1）骨梅毒：发生率仅次于皮肤黏膜损害，最常见的是长骨骨膜炎，病程缓慢，可致病理性骨折、骨穿孔、关节畸形或强直等严重病变。

（2）心血管梅毒：发生率为10%，感染10～30年后发生，表现为单纯性主动脉炎、主动脉瓣关闭不全、冠状动脉狭窄或阻塞、主动脉瘤及心肌树胶肿等。

（3）晚期神经梅毒：又称三期神经梅毒，是早期梅毒损害的延续。发生率为10%，多在感染3～20年后发生。可致使患者出现电击样疼痛、深部感觉障碍、膝-跟腱反射消失、记忆障碍、情绪失常、癫痫、震颤、共济失调、麻痹性痴呆、阿-罗瞳孔等症状。主要常见的有以下几种类型：①无症状性神经梅毒，指梅毒感染后引起脑脊液异常，但无梅毒引起的体征和症状；②脑血管梅毒，其临床表现与动脉硬化引起的症状基本相似；③脑实质梅毒，梅毒引起的脑实质病变可表现为麻痹性痴呆，脊髓后索变性可导致脊髓痨，视神经受侵犯时可引起视神经萎缩。

10. 什么是潜伏梅毒（隐性梅毒）？

有梅毒感染史，无临床症状或临床症状已消失，除梅毒血清学阳性外无任何阳性体征，并且脑脊液检查正常者称为隐性梅毒。感染期在2年以内的称为早期潜伏梅毒，超过2年称为晚期潜伏梅毒。潜伏梅毒不出现症状是因为机体免疫力强或因治疗而使梅毒螺旋体暂时被抑制，但是潜伏梅毒期梅毒螺旋体仍然出现在血液中，可通过输血传染。

11. HIV 感染女性合并梅毒如何进行诊断？

与非合并感染的诊断方法一致。梅毒合并 HIV 感染时，梅毒进展加快，一期梅毒可表现为有多发或不典型的硬下疳，而原发损伤可能没有或消失；二期梅毒皮疹更加复杂多变（斑点、斑丘疹和脓疱疹，可累及手掌、足掌）。神经梅毒合并 HIV 感染时常伴有葡萄膜炎，同时由于 HIV 合并感染造成免疫低下，可能出现梅毒抗体延迟出现，因此容易漏诊。

12. HIV 感染女性合并梅毒感染的实验室检测如何进行？

HIV 感染女性合并梅毒感染的实验室检测方法与非合并感染一致，分为病原学、血清学及脑脊液检测。

（1）病原学检测：暗视野检查可直接检测到皮损分泌物或组织中的梅毒螺旋体，是早期梅毒的确诊方法。

（2）血清学检测：是诊断梅毒必须的检查方法，对潜伏梅毒的诊断尤为重要。梅毒螺旋体感染后产生两种抗体即非特异性抗体（心磷脂抗体）和特异性抗体（梅毒螺旋体抗体），其中特异性抗体可长期存在，甚至终生不消失。

1）非梅毒螺旋体血清试验：主要包括性病研究实验室试验（VDRL test）、快速血浆反应素环状卡片试验（RPR）、甲苯胺红不加热血清学试验（TRUST）。特点是敏感性高而特异性较低，易发生假阳性，主要用于筛选及定量，观察疗效，是否复发或再感染。

2）梅毒螺旋体血清试验：主要包括梅毒螺旋体珠法凝集试验（TPPA）、梅毒螺旋体血凝试验（TPHA）及荧光梅毒螺旋体抗体吸收试验（FTA-ABS）。特点是敏感性和特异性均高，一般用于确证试验。

（3）脑脊液的检测主要用于神经梅毒的诊断。

13. HIV 感染女性合并梅毒感染如何诊断神经梅毒？

与非合并感染的诊断方法一致，需要结合脑脊液（CSF）检测（脑脊液细胞数量或蛋白升高，以及 CSF-VDRL 阳性）、血清结果阳性，以及神经体征和症状（如颅神经障碍、听觉或视觉异常、脑膜炎、脑卒中、急性或慢性的精神状态改变，以及丧失振动觉等）。①在 HIV 感染者中，通常出现脑脊液白细胞数量升高（白细胞数量大于 5/μl）。②脑脊液 VDRL 试验有较高的特异度但灵敏度低。在出现神经体征或症状的人中，脑脊液 VDRL 试验结果阳性即考虑诊断神经梅毒。当出现神经梅毒的临床症状，血清试验结果为阳性，脑脊液细胞数量和 / 或蛋白异常时，如果脑脊液 VDRL 试验结果为阴性，也应考虑神经梅毒的诊断。在这种情况下，需要对脑脊液进行荧光梅毒螺旋体抗体吸收试验（FTA-ABS）。③与 VDRL test 相比，FTA-ABS 的特异度较低但灵敏度很高。如果脑脊液 FTA-ABS 结果为阴性，则神经梅毒的可能性很低，特别是在神经症状缺乏特异性的人中。

14. 什么是梅毒血清试验（RPR、TRUST、TPPA、TPHA）的假阳性反应？

不存在梅毒感染，但是梅毒血清反应却为阳性，此现象称为梅毒血清试验的假阳性反应。包括：

（1）技术性假阳性：排除技术问题即可转阴。

（2）生物学假阳性：常见于风疹、水痘、传染性单核细胞增多症、传染性肝炎、上呼吸道感染、系统性红斑狼疮（SLE）、盘状红斑狼疮（DLE）、类风湿关节炎、风湿性心脏病、肝硬化、自身免疫性溶血性贫血等自身免疫性疾病，最常见于 SLE。

（3）吸毒人群中易出现假阳性反应（发生率高达 33.3% 以上）。

（4）妊娠可导致假阳性反应（发生率低，为 0.4%，滴度低）。

15. 什么是梅毒血清试验（RPR、TRUST、TPPA、TPHA）的真阳性反应？

由其他一些密螺旋体感染所致的疾病，如品他病、雅司病等地方性密螺旋体病，梅毒血清反应也为阳性，称为梅毒血清试验的真阳性反应。

16. 什么是前带现象？

非螺旋体抗体试验（如 RPR 试验）中，结果为弱阳性或阴性，但临床症状很明显，如将血清稀释后再进行试验，会出现阳性结果，这种情况称为前带现象。发生率为 1%~2%。发生的原因主要是血清中抗体量过多，与抗原量的比例不合适，抑制了阳性反应的发生。

17. HIV 感染女性合并梅毒如何治疗？

对于合并感染，抗病毒治疗应与驱梅治疗同步，或先驱梅治疗一周，以减少过敏反应的发生。梅毒的治疗首选青霉素，如果青霉素过敏，可以使用红霉素、四环素类抗生素及头孢曲松钠。具体疗程如下。

（1）早期梅毒（包括一期梅毒、二期梅毒，以及病期在 2 年以内的潜伏梅毒）：

1）青霉素：苄星青霉素 240 万 U，分两侧臀部肌内注射，1 次 / 周，共 3 次；或普鲁卡因青霉素 80 万 U，1 次 /d，肌内注射，连续 15 天。

2）青霉素过敏：可用盐酸四环素或红霉素，每次 0.5g，4 次 /d，连续口服 15 天（肝、肾功能不良者慎用）；或多西环素 100mg，每日 2 次，连服 15 天；头孢曲松 1g，1 次 /d，肌内注射，连续 10 天；阿奇霉素 0.5g，1 次 /d，连续 10 天。

（2）晚期梅毒（晚期皮肤、黏膜、骨梅毒，病期超过 2 年或病期不能确定的潜伏梅毒）及二期复发梅毒：

1）青霉素：苄星青霉素 240 万 U，分两侧臀部肌内注射，1 次 / 周，3 次；或普鲁卡因青霉素 80 万 U，1 次 /d，肌内注射，连续 20 天，也可根据需要，于停药 2 周后进行第 2 个疗程。

2）青霉素过敏：可用盐酸四环素或红霉素，每次 0.5g，4 次 /d，连续口服 30 天；或多西环素 100mg，每日 2 次，连服 30 天为 1 个疗程。

（3）心血管梅毒：应住院治疗。如有心力衰竭或心律失常时，应先用药物纠正再进行驱梅治疗。为避免吉海反应，可在青霉素注射前口服泼尼松，10mg/次，2次/d，连用3天。驱梅治疗时采用水剂青霉素，从小剂量开始，逐步增加剂量。首日10万U，1次/d，肌内注射；次日10万U，2次/d，肌内注射；第3日20万U，2次/d，肌内注射；第4日起用普鲁卡因青霉素，80万U，1次/d，肌内注射，连续15天。若病情需要，可于停药2周后进行第2疗程，必要时可给予多个疗程。对青霉素过敏者，可采用红霉素或多西环素，疗程30天。

（4）神经梅毒：水剂青霉素，每日1 200万~2 400万U，分4~6次静脉滴注，连续14天，继以苄星青霉素，每周240万U，肌内注射，共3周。或普鲁卡因青霉素，每天240万U，1次/d，肌内注射，同时口服丙磺舒，每次0.5g，4次/d，共14天，继以苄星青霉素，每周240万U，肌内注射，共3周。对青霉素过敏者，可采用头孢曲松钠，2g/d，肌内注射或静脉滴注，连续14天。为避免吉海反应，可在青霉素注射前口服泼尼松，10mg/次，2次/d，连用3天。

18. HIV 感染女性合并梅毒如何判断是否痊愈？

（1）临床治愈：损害愈合消退，症状消失。

（2）血清治愈：抗梅毒治疗后2年以内梅毒血清试验（非梅毒螺旋体抗原血清试验）由阳性转为阴性，脑脊液检查阴性。

19. HIV 感染女性合并梅毒治疗后如何随访？

（1）早期梅毒：随访 3 年。滴度半年内未降 4 倍，或滴度升高 4 倍，则需重新治疗。

（2）晚期梅毒：随访 3 年。对血清固定者，可不必再治疗。

（3）心血管梅毒及神经梅毒：需随访 3 年以上，除血清学检查外，还应有专科医生终身随访，根据临床症状进行处理。神经梅毒治疗 3 个月后第 1 次检查应包括脑积液检查，以后每 6 个月 1 次，直至 CSF 完全转为正常。

20. 什么是吉海反应？主要表现是什么？如何治疗和预防？

（1）首次注射强有力的驱梅药物时所出现的急性不良反应。发生率：一期梅毒约 50%；二期梅毒约 75%；晚期神经梅毒约 75%；心血管梅毒约 16%，主要发生心绞痛、主动脉破裂；妊娠梅毒可致急产。

（2）主要临床表现：第一次用药后 2 小时发作，8 小时达到高峰，24 小时消退。表现为：发热、寒战、头痛、恶心、呕吐、血压升高、心率加快，原有的梅毒损害加重，累及的淋巴结肿胀。

（3）治疗：发作时给予解热镇痛药物，必要时住院输液治疗。

（4）预防：在驱梅治疗的前一天开始，给予泼尼松 20mg/d，分 2 次给药，连续 3 天。

21. HIV 感染女性合并梅毒的性伴侣是否需要治疗？如何追踪随访？

（1）性伴侣治疗：①性伴侣阳性，治疗；②性伴侣阴性，随访，也可同时预防性治疗；③早期梅毒的性伴侣，无论结果如何，都要预防性治疗。

（2）性伴侣随访：①一期梅毒，近 3 个月内的性伴侣；②二期梅毒，近 6 个月内的性伴侣；③早期潜伏梅毒，一年内的性伴侣；④晚期潜伏梅毒，配偶及数年内的性伴侣。

22. HIV 感染女性合并梅毒是否能妊娠？妊娠妇女的治疗时机是何时？

HIV 感染女性合并梅毒并不是终止妊娠的指征。胎传梅毒所致的胎盘炎症可增高围生期 HIV 传染率，所以 HIV 感染的女性妊娠都应进行梅毒评估，并根据梅毒感染情况使用青霉素进行治疗。

（1）妊娠 12 周属孕早期，这个时期胎盘正在形成，根据国内外相关研究表明，由于胎盘在妊娠 16 周前尚未发育健全，胎儿免疫功能也未成熟，对梅毒螺旋体感染不发生反应，故梅毒螺旋体感染多于怀孕 12～16 周以后发生。

（2）根据国家卫生健康委办公厅关于印发预防艾滋病、梅毒和乙肝母婴传播工作规范（2020 年版）的通知：孕产妇一旦发现梅毒感染，即刻开始治疗。

23. HIV 感染女性合并梅毒妊娠的治疗方案是什么？应注意什么？

（1）推荐方案：孕产妇一旦发现梅毒感染，即刻开始治疗，可选择以下任意一种方案。

1）苄星青霉素，240 万 U，分两侧臀部肌内注射，每周 1 次，连续 3 次为 1 个疗程。

2）普鲁卡因青霉素，80 万 U/d，肌内注射，连续 15 日为 1 个疗程。

（2）替代方案：若青霉素过敏，在无头孢曲松过敏史的情况下使用头孢曲松，1g/d，肌内注射或静脉点滴，连续 10 日为 1 个疗程。若青霉素过敏且不能使用头孢曲松时，使用红霉素口服（禁用四环素、多西环素），每次 500mg，4次/d，连服 15 日为 1 个疗程。

（3）注意事项：

1）规范治疗的定义：①使用青霉素治疗；②按照治疗方案要求全程、足量治疗；③治疗应在分娩前 1 个月完成。

2）临产时发现的感染孕产妇，应立即启动并完成 1 个疗程的治疗。

3）梅毒螺旋体血清学试验阳性、非梅毒螺旋体血清学试验阴性的孕产妇，应给予 1 个疗程的治疗。

4）苄星青霉素治疗期间，若中断治疗超过 1 周；或采用其他药物（普鲁卡因青霉素、头孢曲松或红霉素）；治疗期间，遗漏治疗 1 日或超过 1 日，均应重新开始计算疗程并继续治疗。

5）治疗结束后应当定期随访。每月进行 1 次非梅毒螺旋体血清学试验定量检测，若 3~6 个月内非梅毒螺旋体血清学试验滴度未下降 4 倍（2 个稀释度），或滴度上升 4 倍（2 个稀释度），或检测结果由阴转阳，应当立即再给予 1 个疗程的梅毒治疗。

6）孕期用红霉素治疗的孕妇，在分娩后应使用多西环素复治（多西环素 100mg，2 次 /d，连服 15 日），治疗期间不能哺乳，所生的儿童应按照先天梅毒治疗方案给予相应的治疗。

7）对于母亲孕期未接受规范治疗，且非梅毒螺旋体检测阳性的儿童，按照先天梅毒治疗。

8）感染孕产妇分娩前必须进行非梅毒螺旋体血清学试验定量检测，以便与所生新生儿非梅毒螺旋体血清学试验定量检测结果进行比较，以此作为后续诊治的依据。

24. HIV 感染女性合并梅毒妊娠期梅毒复发或再感染如何处理？

（1）复发或再次感染的指征：①症状体征持续未消或再次出现；②早期梅毒治疗后 3 个月内，非梅毒螺旋体抗原血清学试验滴度未下降 4 倍；③非梅毒螺旋体抗原血清学试验检测结果由阴转阳或滴度上升 4 倍。

（2）复发或再次感染的处理：再次给予 1 个疗程治疗。

25. HIV 感染女性合并梅毒如何选择分娩方式？是否能母乳喂养？

对于分娩方式及喂养方式，国内外均没有特殊要求。但是，如未治疗或一期、二期梅毒患者，由于滴度较高，在哺乳过程中若造成皮肤破损，也可发生传播。

26. 胎传梅毒的临床表现是什么？

（1）不发生硬下疳，不引起典型二期玫瑰疹。

（2）感染后，对胎儿的生长、发育的影响较为明显，可引起死产、早产、发育差、早老貌。

（3）骨骼及感觉器官受累多而心血管受累少。

（4）早期胎传梅毒在临床上常有鼻炎，初为卡他性，以后出现脓性甚至血性，分泌物中含大量梅毒螺旋体；皮肤损害较后天梅毒破坏性大，愈后留疤，可有水疱皲裂；好发于手足及腔口周围；长骨有骨软骨炎，因疼痛表现为"假性瘫痪"；还可有肝脾肿大、贫血等。

（5）X线诊断特异，其地位相当于血清学诊断：骨软骨炎5周有改变，骨膜炎16周有改变。

（6）晚期胎传梅毒在临床上的特征性表现为；牙齿异常（哈钦氏齿、桑葚齿）、间质性角膜炎、神经性耳聋、梅毒性骨膜炎（佩刀胫）、马鞍鼻等。

（7）40% 有神经梅毒。

27. 胎传梅毒的诊断标准是什么？

（1）儿童的皮肤黏膜损害或组织标本暗视野显微镜（或镀银染色）检测到梅毒螺旋体。

（2）梅毒螺旋体 IgM 抗体检测阳性。

（3）出生时非梅毒螺旋体抗原血清学试验定量检测结果阳性，滴度≥母亲分娩前滴度的 4 倍，且梅毒螺旋体抗原血清学试验结果阳性。

（4）出生时不能诊断胎传梅毒的儿童，任何一次随访过程中非梅毒螺旋体抗原血清学试验由阴转阳或滴度上升且梅毒螺旋体抗原血清学试验阳性。

（5）18 月龄前不能诊断胎传梅毒的儿童，18 月龄后梅毒螺旋体抗原血清学试验仍阳性。

28. 胎传梅毒如何治疗？

（1）早期胎传梅毒（2 岁以内）：通常需要住院治疗，以确保婴儿接受全程治疗。①脑脊液异常者：水剂青霉素 G，10 万～15 万 U/（kg·d），出生 7 日以内的新生儿以 5 万 U/（kg·次），静脉滴注，每 12 小时 1 次；出生 7 日以后的婴儿每 8 小时 1 次，直至总疗程 14 天。或普鲁卡因青霉素，5 万 U/kg，肌内注射，每日 1 次，持续 14 天。②脑脊液正常者：苄星青霉素，5 万 U/（kg·d），单剂肌内注射。如无法检测脑脊液，可按脑脊液异常者治疗。

（2）晚期胎传梅毒（2岁以上）：水剂青霉素G，20万~30万U/（kg·d），分4~6次，静脉滴注，持续14天。或普鲁卡因青霉素，5万U/kg，肌内注射，每日1次，持续14天。对青霉素过敏可选用红霉素。

29. HIV感染女性合并梅毒所产新生儿出生后如何处理？

（1）孕期已接受规范性治疗的孕产妇所生儿童的处理：①儿童非梅毒螺旋体抗原血清试验阴性，也无胎传梅毒的表现，随访；②儿童非梅毒螺旋体抗原血清试验阳性但小于母亲的4倍，也无胎传梅毒的表现，给予预防性治疗并随访；③有胎传梅毒表现，非梅毒螺旋体抗原血清试验阴性或阳性但滴度＜母亲的4倍，按胎传梅毒处理并随访；④无论有无胎传梅毒的表现，非梅毒螺旋体抗原血清试验滴度≥母亲的4倍，按胎传梅毒处理并随访。

（2）孕期未接受规范性治疗的孕产妇所生儿童的处理：孕期未接受全程、足量青霉素治疗；孕期接受非青霉素方案治疗；分娩前4周内才进行驱梅治疗。①儿童非梅毒螺旋体抗原血清试验阴性，预防性治疗并随访；②儿童非梅毒螺旋体抗原血清试验阳性但＜母亲的4倍，按胎传梅毒处理并随访；③有胎传梅毒表现，非梅毒螺旋体抗原血清试验阴性或阳性但滴度小于母亲的4倍，按胎传梅毒处理并随访；④无论有无胎传梅毒的表现，非梅毒螺旋体抗原血清试验滴度≥母亲的4倍，按胎传梅毒处理并随访。

30. 什么是儿童的梅毒预防性治疗方案?

苄星青霉素, 5 万 U/kg, 1 次肌内注射 (分两侧臀肌)。

31. HIV 感染女性合并梅毒所产新生儿如何随访?

所有梅毒暴露婴儿都需要密切随访、体检。应在出生后 (包括出生时) 每 3 个月进行 1 次 RPR/TRUST 定量检测。

(1) 如果连续两次检测结果阴性,排除胎传梅毒,停止随访。

(2) 如果出生 6 个月时检测结果仍为阳性,则每 3 个月增加 1 次梅毒螺旋体抗原血清试验:①如果化验结果阴性,排除胎传梅毒,停止随访。②如果满 18 月龄时化验结果仍持续阳性,确诊胎传梅毒,规范治疗。

(3) RPR/TRUST 检测结果阳性,滴度不下降反而上升,合并有临床症状,同时梅毒螺旋体抗原血清试验检测结果阳性,则确认胎传梅毒,规范治疗。

32. HIV 感染女性合并梅毒所产新生儿是否能接种疫苗?

梅毒暴露的新生儿,母亲经过正规治疗,不影响疫苗接种。

33. 发生梅毒暴露后会有什么危险？医务人员如何进行暴露后预防随访？

通过接触感染性病灶，可以感染梅毒，但是通过针刺，将梅毒螺旋体从未经治疗的梅毒感染者经血液传播给医务人员仅存在理论上的可能性，在一期和二期梅毒败血症时通过针刺伤传播梅毒的可能性最大。

虽然对于梅毒发生职业暴露后感染没有证据，但是为了预防损伤处的大量职业暴露或暴露源梅毒感染，医务人员应该：①接受梅毒血清学检测以排除既往梅毒感染和了解基线滴度；②暴露后 24 小时内给予预防性治疗，单剂苄星青霉素 240 万 U，肌内注射，1 次；③在暴露后第 1 个月和第 3 个月进行梅毒血清学检测。如初始时为阳性或者保持阴性，预期滴度应随时间下降，说明未感染；抗体滴度升高或血清阳转说明发生感染，应进一步处理。

（刘　安　王　茜）

十三、HIV 感染合并尖锐湿疣

1. 什么是尖锐湿疣？HIV 感染女性合并尖锐湿疣的临床表现是什么？

尖锐湿疣又称生殖器疣及性病疣，是由人乳头瘤病毒（HPV）感染引起的主要发生在肛门及生殖器部位的性传播疾病。

尖锐湿疣的潜伏期为 1～8 个月，平均 3 个月。女性好发于阴唇、阴蒂、宫颈、阴道和肛门。初起为淡红色丘疹，渐次增大增多，融合成乳头状、菜花状或鸡冠花状增生物，根部可有蒂，因分泌物浸润表面呈白色、污灰色或红色，可有瘙痒感、灼痛和恶臭。肛门、阴道、子宫颈尖锐湿疣有疼痛或性交痛和白带增多。约 70% 的患者无任何症状。

2. HIV 感染女性合并尖锐湿疣如何进行诊断？

（1）在生殖器、会阴、肛门部位检查见有乳头状或鸡冠状增生物可作出临床判断。

（2）依靠病理检查是诊断 HPV 感染的主要依据。

（3）醋白试验对诊断有一定帮助，但是特异性不高。

（4）巴氏涂片，可见挖空细胞与角化不良细胞同时存在，对诊断有帮助。

（5）需与二期梅毒扁平湿疣、阴茎珍珠样丘疹、女阴假性湿疣和生殖器癌相鉴别。

3. HIV 感染女性合并尖锐湿疣如何治疗？

尖锐湿疣的治疗应采用综合疗法：①局部病灶可采取物理治疗，包括 CO_2 激光、液氮冷冻、微波、手术或光动力治疗祛除疣体。②外用药物治疗，包括 0.5% 鬼臼毒素酊（足叶草毒素酊）或 5% 咪喹莫特乳膏，这两种药物均孕妇忌用。③全身疗法，可配合使用干扰素、IL-2 和抗病毒药物抑制复发。

4. HIV 感染女性合并尖锐湿疣如何判断是否痊愈？

局部疣体消失，半年未见新发疣体，即可判定痊愈。

5. HIV 感染女性合并尖锐湿疣的性伴侣是否需要治疗？如何随访？

引起尖锐湿疣的病毒类型可以在不引起可见体征的情况下传播于另一个人。性伴侣经常会互相感染人乳头瘤病毒（HPV），但感染体征（例如疣）可能只出现于一方伴侣，或双方都不出现。持续且正确使用安全套或许可以降低尖锐湿疣的感染概率。性伴侣如果未有疣体发生，可暂缓治疗，待出现体征后再行诊治，如观察半年未出现病症，可停止观察。

6. HIV 感染女性合并尖锐湿疣是否能妊娠？妊娠妇女如何治疗？

妊娠期感染尖锐湿疣，并不是终止妊娠的指征。妊娠期间疣体可能会增殖且变得脆弱，但部分患者产后可自动消失。虽然可以考虑在妊娠期间将疣移除，但妊娠足月前可能治疗效果不完全或不理想。妊娠期间应避免使用鬼臼毒素酊（足叶草毒素酊）或咪喹莫特软膏。

7. HIV 感染女性合并尖锐湿疣如何选择分娩方式？是否能母乳喂养？

极少情况下 HPV 6 型和 11 型可以导致婴儿和儿童患呼吸道乳

头状瘤病，但具体的传播途径不明；也有研究表明剖宫产不能阻止新生儿 HPV 感染，但婴幼儿的转阴率极高，且选择性剖宫产较经阴分娩对婴儿也无显著保护作用。所以，不应单独使用剖宫产以预防新生儿感染人乳头瘤病毒，若疣体将盆骨出口阻塞，或顺产将造成大量出血时，建议进行剖宫产。应告知患病的孕妇新生儿呼吸道乳头瘤发病率极低，母乳喂养不增加婴儿 HPV 感染概率。

8. HIV 感染女性合并尖锐湿疣如何随访？相关检测有哪些？注意事项？如何转诊？

在病程最初 3 个月，建议每 2 周随访 1 次，有特殊情况随时就诊；复发多在最初的 3 个月，3 个月后根据具体情况延长随访间隔，直至末次治疗后 6 个月。

由于 90% 的尖锐湿疣是由 HPV 6 型或 11 型引起，且在发现疣体之前或同时就可以发现这些类型病毒的感染，偶尔也会发现 HPV 16、18、31、33 和 35 型（通常与 6 或 11 型病毒同时感染），这些感染和高级别鳞状上皮内病变（HSIL）有关，特别是在合并 HIV 感染者中。因此在发现高级别鳞状上皮内病变或其他肛门生殖道癌的情况下，建议邀请专家会诊。

（刘　安　王　茜）

十四、HIV 感染合并生殖器疱疹

1. 什么是生殖器疱疹？生殖器疱疹的特点是什么？

生殖器疱疹是由单纯疱疹病毒引起的性传播疾病，是一种慢性、复发性病毒感染。

大部分复发的生殖器疱疹是由 HSV-2 引起的，但由 HSV-1 引起的肛门和生殖器疱疹的比例正在升高，尤其是在年轻女性和 MSM 人群中。新生儿可通过胎盘及产道感染，女性生殖器疱疹与宫颈癌的发生密切相关。

大部分感染 HSV-2 的患者由于感染症状轻微或无明显症状而被漏诊，但肛门和生殖器区域仍可间歇排毒。所以，大部分的生殖器疱疹是由没有意识到自身感染的人传播的，或在没有症状时传播的。

2. HIV 感染女性合并生殖器疱疹的临床表现是什么？

生殖器疱疹好发于 15～45 岁性活跃期男女，临床上主要分为原发性、复发性和亚临床三型，除此之外还有一些特殊类型。

（1）原发性生殖器疱疹：潜伏期 3～14 日，临床表现为外生殖器或肛门周围有群簇或散在的小水疱，2～4 日破溃形成糜烂或溃疡、自觉疼痛，最后结痂自愈。皮损女性多见于大小阴唇、阴阜、阴蒂、宫颈等处。常伴腹股沟淋巴结肿大、压痛、发热、头痛、乏力等全身症状。皮损及全身症状一般于 2～3 周内消退，在消退过程中可有新发水疱，多在发病后 4～10 日内出现。

（2）非原发初发性生殖器疱疹：既往有过 HSV 感染又再次发生生殖器 HSV 感染，且初次生殖器部位出现皮疹。与原发性生殖性疱疹相比，自觉症状持续时间短，皮损较局限，愈合较快，全身症状较少见，排毒时间较短。但与复发性生殖性疱疹相比，症状和体征仍较重，排毒时间也长。

（3）复发性生殖器疱疹：原发性生殖性疱疹皮损消退后 1～4 个月以内复发，复发感染一般常发生在原来部位，复发性生殖器疱疹较原发性生殖器疱疹的全身症状及皮损轻，病程短，出疹前常有前驱症状如局部的烧灼感、针刺感或感觉异常。病程 6～10 日自愈，但常反复发作。

（4）亚临床型生殖器疱疹：即无症状型生殖器疱疹，这是生殖器疱疹的主要传染源。一般 50% HSV-1 和 70%～80% HSV-2

感染在临床上无症状或无典型症状，往往容易被忽略，成为无症状的 HSV 携带者，这部分患者存在无症状排毒。因此在临床上，对于所有生殖器部位的皮损，无论形态如何，均应考虑生殖器疱疹的可能。潜伏的 HSV-2 较潜伏的 HSV-1 更易被激发致病。

（5）疱疹性宫颈炎：宫颈 HSV 感染可无症状，也可表现为黏液脓性宫颈炎。在疱疹性宫颈炎患者中，50% 同时有初发生殖器皮损，15% 有复发性皮损，35% 无皮损仅有疱疹性宫颈炎表现。

（6）合并 HIV 感染：免疫力低下的病患会出现长期或严重的生殖器、肛周或口腔疱疹。HIV 感染者经常出现由 HSV 引起的损伤，且可能更严重、疼痛、非典型。HSV 排毒在 HIV 感染者中更为严重。虽然抗病毒治疗可以降低生殖器疱疹的严重程度和出现频率，但仍然时常出现亚临床病毒排出。

3. HIV 感染女性合并生殖器疱疹如何诊断？

根据病史、临床表现及实验室检测可诊断。目前实验室检查包括病毒分离培养法（金标准）、抗原检测、核酸杂交技术、PCR。有研究表明，HIV 合并生殖器疱疹的感染率高达 50% ~ 90%。

4. HIV 感染女性合并生殖器疱疹如何治疗？

对于生殖器疱疹，无症状或亚临床感染无须用药，有症状者治疗包括全身治疗和局部处理。全身治疗主要是抗病毒治疗和治疗合并感染。

（1）原发性生殖器疱疹：阿昔洛韦 0.2g，5 次 /d；伐昔洛韦 0.3g，2 次 /d；泛昔洛韦 0.25g，3 次 /d，连服 10 日。

（2）复发性生殖器疱疹：最好在出现前驱症状或皮损出现 24 小时内开始治疗。阿昔洛韦 0.2g，5 次 /d；伐昔洛韦 0.3g，2 次 /d；泛昔洛韦 0.25g，3 次 /d，连服 5 日。

（3）频发复发者：复发频率 ≥ 6 次 / 年或心理负担极重的复发性生殖器疱疹，可长期持续服药，疗程视病情而定，一般 4 个月至 1 年。要根据患者的治疗反应和病情变化。适当加减药物剂量。

5. HIV 感染女性合并生殖器疱疹是否能妊娠？如何选择分娩方式？如何治疗？

HIV 感染女性合并生殖器疱疹并不是终止妊娠的指征，应权衡利弊并征得患者的知情同意。原发性生殖器疱疹传给胎儿的传播率为 30% ~ 50%，与流产、早产、死产、子宫内发育迟缓、出生低体重儿和婴儿先天性 HSV 感染有关。在妊娠 3 个月内感染 HSV，分娩婴儿常有小头畸形、视网膜发育异常和脑钙化、患儿智力低下等先天畸形。妊娠后期发生原发性生殖器疱疹的孕妇，约有 50% 可发生新生儿 HSV 感染，早产也常见。而在妊娠期发生复发性生殖器疱疹，虽然孕妇症状及复发率增加，但是对胎儿无影响，传染率低（小于 1%）。

对于分娩方式的选择：①未出现生殖器疱疹症状、体征或前驱症状的孕妇可以进行阴道分娩；②（初发、频繁复发或新近感染、无活动性皮损）分娩前 6 周感染 HSV 的孕妇建议剖宫产及预防性治疗。

对于治疗的选择：①首发或复发生殖器疱疹的孕妇可以口服阿昔洛韦；②严重 HSV 感染的孕妇可以静脉注射阿昔洛韦；③反复发作的孕妇在妊娠晚期进行抑制性阿昔洛韦治疗可以降低足月时疾病复发频率，从而降低剖宫产的频率；④对于有复发生殖器疱疹病史而足月时无复发迹象的孕妇可不治疗。

6. HIV 感染女性合并生殖器疱疹的新生儿是否会被感染？如何治疗？

新生儿 HSV 感染：约 70% 是由 HSV-2 引起，多见于早产儿。常于出生后 3 ~ 30 日发生疱疹，易侵犯皮肤黏膜、内脏和中枢神经系统。表现为发热、昏睡、吸吮无力、抽搐、惊厥或皮损。可出现结膜炎、角膜炎，有时伴有黄疸、发绀、呼吸困难及循环衰竭，甚至死亡。如不治疗，病死率超过 50%，存活者也易留有后遗症。90% 中枢神经系统感染者不能正常发育。应及时评估所有患新生儿疱疹的婴儿，并全身使用阿昔洛韦进行治疗。美国 CDC 对确诊或疑似新生儿疱疹的推荐治疗方案为：阿昔洛韦 20mg/kg，静脉注射，每 8 小时 1 次；如果疾病局限于表皮和黏膜，疗程 14 天；如果疾病扩散并累及中枢神经系统，疗程 21 天。

（刘　安　孙丽君　王　茜）

十五、HIV 感染合并淋病

1. 什么是淋病？HIV 感染女性单纯合并淋病的临床表现是什么？

淋病是由淋病奈瑟球菌（简称淋球菌）引起的细菌感染，人是淋球菌的唯一天然宿主，主要通过性交感染，偶尔通过间接接触感染。淋病的潜伏期一般为 2～10 天，平均 3～5 天，主要发生在性活跃的中青年。临床上有 60% 的女性患者可无明显的临床症状或症状轻微。女性感染淋病好发于宫颈、尿道；除此之外由于存在肛交或口交的性行为，因此也可发生在直肠或咽部。

主要临床表现：①宫颈炎。分泌物初为黏液性，后转为脓性，体检可见宫颈口红肿、触痛、脓性分泌物。②尿道炎、尿道旁腺炎。尿道口红肿，有压痛及脓性分泌物，挤压尿道旁腺可有脓液渗出。主要症状有尿频、尿急、尿痛。③前庭大腺炎。单侧前庭大腺红肿、疼痛，严重时形成脓肿。④淋菌性咽炎。多见于口交者，出现急性咽炎或急性扁桃体炎，表现为咽干、咽痛和吞咽痛，咽部可见潮红充血，咽后壁可有黏液样或脓性分泌物。⑤淋球菌结膜炎。成人结膜炎常是患者自身或其性伴侣泌尿生殖道淋球菌感染的分泌物通过手指或毛巾等污染眼部而引起的，多为单侧。主要表现为眼结膜充血水肿，脓性分泌物较多，体检可见角膜呈云雾状，严重时角膜发生溃疡、穿孔，导致失明。⑥淋菌性肛门直肠炎。多见于有过肛交行为的人群，轻者肛门瘙痒、灼热感，排出黏液和脓性分泌物，重者有里急后重，可排出大量脓性和血性分泌物，检查可见直肠黏膜充血、水肿、糜烂。

2. HIV 感染女性合并淋病的并发症是什么?

（1）盆腔炎是淋球菌感染最重要的并发症，是宫颈内膜感染上行蔓延的结果，可造成急性输卵管炎、子宫内膜炎、继发性输卵管卵巢脓肿及破裂后所致的盆腔脓肿、腹膜炎等，主要表现为突发高热，脓性白带增多，下腹痛，反复发作可造成输卵管狭窄或闭塞，可引起异位妊娠、不孕或慢性下腹痛等。

（2）还有 1%~3% 的患者可出现播散性淋球菌感染，形成淋球菌性菌血症，多见于月经期妇女或妊娠期。主要表现为发热、寒战、全身不适，还可发生关节炎、心内膜炎、心包炎等，若不及时治疗可危及生命。

3. HIV 感染女性合并淋病如何进行诊断？

主要根据临床症状和实验室检查。感染淋球菌后女性主要在生殖系统出现脓性分泌物。男性无合并症者尿道分泌物涂片可见典型的细胞内革兰氏阴性双球菌；而女性由于涂片检出率低，可出现假阴性，应进行培养；除此外还可用聚合酶链反应检测淋球菌 DNA 协助诊断。

4. HIV 感染女性合并淋病如何治疗？

（1）淋菌性尿道炎、宫颈炎、直肠炎：头孢曲松 250mg，一次肌内注射，或大观霉素 2g（宫颈炎 4g），一次肌内注射。

（2）淋菌性咽炎：头孢曲松 250mg，一次肌内注射，大观霉素对淋菌性咽炎疗效差。

（3）淋病性盆腔炎：头孢曲松 500mg 或大观霉素 2g，肌内注射，1 次 /d，连续 10 日，同时口服甲硝唑 100mg 或多西环素 100mg，2 次 /d。

（4）播散性淋病：头孢曲松 1g 肌内注射或静脉滴注；或大观霉素 2g，肌内注射，2 次 /d，连续 10 日以上。淋菌性脑膜炎疗程 2 周，心内膜炎疗程 4 周。

（5）淋菌性眼炎：头孢曲松 1.0g/d，肌内注射，连续 7 天；或大观霉素 2.0g/d，肌内注射，连续 7 天。生理盐水冲洗眼部，每小时 1 次。

（6）若考虑同时有衣原体或支原体感染时，应在上述药物治疗中加用多西环素 200mg/d，分 2 次口服，连续 10 天；或阿奇霉素 1g，一次口服。

5. HIV 感染女性合并淋病如何判断是否痊愈？

治疗结束后 2 周内，在无接触史情况下符合如下标准为治愈：①症状和体征全部消失；②在治疗结束后 4～7 天作淋球菌复查阴性。

6. HIV 感染女性合并淋病的性伴侣是否需要治疗？如何随访？

所有近期性伴侣（即与患者在出现症状前或诊断为淋病前 60 天内发生过性关系的人）应进行评估、检测，以及预防性治疗。如果患者最近一次的潜在性暴露在出现症状或诊断前大于 60 天，则应对最后一次暴露的性伴侣进行治疗。为了避免再感染，应告诫性伴侣在治疗后 7 天内停止性交，直到他们和他们的性伴侣经过充分治疗，且症状（如果出现）消退。

7. HIV 感染女性合并淋病是否能妊娠？妊娠妇女如何治疗？

HIV 感染女性合并淋病并不是终止妊娠的指征。妊娠期淋病：头孢曲松 250mg，一次肌内注射；或大观霉素 4g，一次肌内注射。禁用喹诺酮类和四环素类药物。

8. HIV 感染女性合并淋病如何选择分娩方式？

对于 HIV 感染女性合并淋病的分娩方式，没有明确要求。

9. HIV 感染女性合并淋病的新生儿是否会被感染？如何治疗？

新生儿经过患淋病母亲的产道时，眼部被感染可引起新生儿淋菌性眼炎，多为双侧；妊娠期女性患者感染可累及羊膜腔导致胎儿感染。

新生儿淋菌性眼炎治疗：头孢曲松 25～50mg/kg（单剂不超过 125mg）静脉注射或肌内注射，连续 7 天；或大观霉素 40mg/kg，肌内注射，连续 7 天。生理盐水冲洗眼部，每小时 1 次。

10. 什么是淋球菌的多重耐药？

有研究表明，由于淋球菌染色体基因突变，大部分地区淋球菌流行株对四环素、青霉素、喹诺酮类药物耐药率较高，对头孢曲松及大观霉素耐药率较低，但个别地区头孢曲松及大观霉素耐药率也有上升趋势，敏感性已在逐步下降。因此，对于淋病的治疗仍应坚持预防为主、遵循合理用药的原则、加强淋球菌对头孢曲松耐药的监测，以及注意淋病治疗新药的研发。

（刘　安　孙丽君　王　茜）

十六、HIV 感染合并生殖道沙眼衣原体感染

1. 什么是生殖道沙眼衣原体感染？HIV 感染女性合并沙眼衣原体感染的临床表现是什么？

生殖道沙眼衣原体感染是指经性接触传染的有明显尿道炎症，但尿道分泌物中检查不到淋球菌的一组感染性疾病。因沙眼衣原体感染常见，所以又称为沙眼衣原体性泌尿生殖道炎。对于女性，除了有尿道炎症，还有宫颈炎等生殖道炎症。

多发生在性活跃人群，主要经性接触感染，男性和女性均可发生，新生儿可经产道分娩时感染，潜伏期为 1～3 周。临床表现与淋病类似但程度较轻。对于女性患者，尿道炎症状不如男性明显，但感染后仍可引起尿道口充血、尿频，甚至排尿困难等泌尿系统症

状；女性生殖系统感染的症状也较重，可引起女性阴道炎、宫颈炎、子宫内膜炎、输卵管炎等，临床表现为宫颈水肿、潮红、糜烂，表面出现肥大性滤泡是宫颈炎的特有外观，可出现白带增多及性交后出血。

2. HIV 感染女性合并沙眼衣原体感染如何进行诊断？实验室检查有哪些？

有不洁性交史或配偶感染史，有临床症状及实验室检查即可诊断。

目前对于衣原体感染可采用的实验室检查方法包括：①涂片检查阴道分泌物中的白细胞数或染色寻找病原体；②沙眼衣原体细胞培养阳性；③抗原检测：酶联免疫吸附试验、直接免疫荧光法或免疫扩散试验检测沙眼衣原体抗原阳性，④核酸检测：聚合酶链式反应（PCR）、连接酶链反应（LCR）等检测沙眼衣原体核酸阳性。其中培养法最可靠的，但操作复杂，不适于临床快速排查需要。

3. HIV 感染女性合并沙眼衣原体感染如何治疗？

可使用多西环素 200mg/d，分 2 次口服，连服 10 天；阿奇霉素 1g，一次顿服；米诺霉素 200mg/d，分 2 次口服，连服 10 天；红霉素 2g/d，分 4 次口服，连服 10 天。

若考虑合并淋球菌感染，治疗同合并淋病的治疗。

4. HIV 感染女性合并沙眼衣原体感染如何判断是否痊愈？

治疗结束后 2 周内，在无接触史情况下符合如下标准为治愈：①症状和体征全部消失；②在治疗结束后 4～7 天复查阴性。如果使用核酸扩增试验，应在疗程结束 3～4 周。对于女性患者，建议在治疗后 3～4 个月再次进行沙眼衣原体检测，以发现可能的再感染，防止盆腔炎和其他并发症的发生。

5. HIV 感染女性合并沙眼衣原体感染的性伴侣是否需要治疗？如何随访？

在患者出现症状或确诊前 2 个月内的所有性伴侣均应接受检查和治疗，以防止重复感染。患者及其性伴侣在完成疗程前（单剂量方案治疗后 7 日内，或 10 日治疗方案完成前）应避免性行为。

6. HIV 感染女性合并沙眼衣原体感染是否能妊娠？妊娠妇女如何治疗？

HIV 感染女性合并沙眼衣原体感染不是终止妊娠的指征。对于妊娠妇女，可使用红霉素 2g/d，分 4 次口服，连服 7 日或阿奇霉素 1g，一次顿服。禁用多西环素和氧氟沙星。

7. HIV 感染女性合并沙眼衣原体感染如何选择分娩方式？

对于分娩方式，没有任何要求。

8. HIV 感染女性合并沙眼衣原体感染的新生儿是否会被感染？如何治疗？

（1）新生儿可在分娩时，由母亲经产道被传染。主要包括：①新生儿结膜炎一般在出生后 5 ~ 12 日发生，表现为轻重不等的化脓性结膜炎，出现黏液性至脓性分泌物、眼睑水肿、睑结膜弥漫性红肿、球结膜炎症性乳头状增生，日久可致瘢痕、微血管翳等。②新生儿肺炎多在 3 ~ 16 周时发生，表现为间隔时间短、断续性咳嗽，常不发热。伴有鼻塞、流涕，呼吸急促，可闻及湿啰音。

（2）对于新生儿衣原体眼炎和肺炎的治疗，可给予红霉素干糖浆粉剂，50mg/（kg·d），分 4 次口服，连服 2 周，如有效再延长 1 ~ 2 周。0.5% 红霉素眼膏出生后立即滴入眼中对衣原体感染有一定预防作用。

9. HIV 感染女性常见的其他生殖道病原体感染都有哪些？

念珠菌性阴道炎、细菌性阴道炎、滴虫阴道炎，以及支原体感染均为常见生殖道感染。在 HIV 感染女性中，感染了念珠菌、滴虫、支原体等病原体后，大多数人并无任何自觉症状，或者只有白带增多、外阴痒等非特异性症状，她们并不知道自己感染了性病。这时，宫颈部位的病原菌可进一步向上发展，引起子宫内膜炎、输卵管炎、盆腔腹膜炎等盆腔炎性疾病。合并这些病原体感染的诊断及治疗均与非合并感染一致。

10. HIV 感染女性合并支原体感染的临床表现是什么？如何治疗？

生殖支原体可以在阴道、宫颈和子宫内膜中找到，且同衣原体和淋球菌感染一样，女性感染生殖支原体通常没有症状。10%～30% 的患宫颈炎女性中可以检测到生殖支原体，且大多数研究发现，患宫颈炎女性比无宫颈炎症状的女性更常检测到生殖支原体。目前支原体的检测以培养和核酸检测为主。HIV 感染女性合并支原体感染的治疗方案与衣原体感染一致。大部分支原体感染的治疗属于尿道炎、宫颈炎和盆腔炎的病征管理范畴。

11. HIV 感染女性合并念珠菌感染的临床表现是什么？如何治疗？

真菌普遍存在于自然界，在一定条件下引起生殖道感染，多见于白色念珠菌感染，引起女性阴道及外阴炎症性疾病。临床典型的

女性和 HIV 临床实用问答 第2版

症状有：女性豆渣样白带及剧烈的外阴瘙痒。急性发作的患者如果治疗不彻底则容易转为慢性复发性念珠菌感染。念珠菌性阴道炎临床表现多种多样，从无症状感染到典型临床表现均可出现，单纯发现念珠菌不能诊断疾病。因为真菌感染不属于性病，对于仅查到念珠菌而无临床表现的女性，临床上不需治疗。约 20% 正常妇女阴道内有念珠菌和其他酵母菌寄生。对女性患者的男性性伴侣无须常规治疗，但如发现真菌性龟头炎则必须治疗。对于 HIV 感染女性合并念珠菌感染的治疗与非合并感染一致，可选用氟康唑、伊曲康唑等口服加外用药即可。

（刘　安　王　茜　樊鹤莹）

十七、HIV 感染女性和更年期

1. 围绝经期是怎样形成的？艾滋病患者围绝经期会不会提前？

（1）围绝经期也称作更年期，是指女性卵巢功能开始衰退直至绝经后一年内的时期，是每个妇女生命进程中必然发生的生理过程，一般女性从 40 岁左右进入围绝经期，为 10 ~ 15 年，持续到最后一次月经后一年。在这个过程中，卵巢功能不断衰退、雌孕激素不断下降，从而产生一系列躯体及精神心理症状。

（2）有关艾滋病患者围绝经期出现及持续时间尚缺乏相关循证医学依据，但理论上讲，若其免疫状态改变不影响患者的卵巢功能，则围绝经期出现的时间应与普通妇女不存在差异。

2. 围绝经期症状有哪些？与普通人相比，艾滋病患者的围绝经期症状在哪些方面会有不同？出现这些不同的原因是什么？

围绝经期相关症状的出现是由于妇女体内性激素水平波动或减少而致，可出现血管舒缩障碍和神经精神症状。主要有以下表现：

（1）血管舒缩失调症状：可出现潮红、潮热、出汗、心悸等症状。有的患者出现高血压，伴头痛、头胀，也可能出现心前区不适，类似心绞痛发作，称为假性心绞痛。

（2）神经精神症状：常出现情绪不稳定、易怒、忧郁、焦虑、恐惧症状，也可表现为失眠、头痛、乏力、精神不佳、注意力不集中、记忆力减退。

（3）骨质疏松：妇女在35岁后骨代谢始进入负平衡，围绝经期性激素分泌紊乱，雌激素逐渐下降，易出现骨丢失，临床可表现为关节疼痛，以膝关节较为多见。

（4）泌尿生殖道症状：由于卵巢功能退化，雌激素逐渐下降，生殖系统出现萎缩及功能下降，可出现阴道干燥、外阴灼痛、性交痛症状。此外，也可能出现尿道刺激症状及尿失禁、排尿困难。

艾滋病本身不会影响患者的围绝经期症状，但患者如服用抗病毒药物，因部分抗病毒药物可能存在乏力、头晕、失眠及周围神经症状，可能与围绝经期症状相互叠加而加重。此外，艾滋病患者机会性感染增加，如出现泌尿系感染症状，也可能与围绝经期出现的泌尿生殖道症状相互影响。

3. 围绝经期症状有哪些？与普通人相比，艾滋病患者的围绝经期症状在哪些方面会有不同？出现这些不同的原因是什么？如何减轻围绝经期症状？

围绝经期症状相关处理包括激素补充治疗、健康生活方式、心理调节、饮食控制、祖国传统医学和非雌激素类药物、各种矿物质和维生素补充，以及在各种退行性变发生后治疗。

（1）激素补充治疗：围绝经期相关症状的出现主要是由于雌激素水平波动或下降，已有大量证据表明，雌激素缺乏所带来的各种器官功能退化最主要发生在绝经后早期，因此，在绝经早期即治疗窗口期启动激素补充治疗是最佳方案。

（2）健康生活方式：

1）锻炼：最佳方式为每周至少 3 次，每次至少 30 分钟，强度达中等。保持正常的体质量。

2）健康饮食：适当进食水果、蔬菜、全谷物纤维，低脂高蛋白饮食，限制食盐摄入，限制饮酒。

3）使用中枢神经递质调节剂缓解潮热等症状。

4）植物药、中医疗法。

5）预防治疗骨质疏松的用药，如钙和维生素 D 等。

4. 艾滋病患者在围绝经期可以正常应用激素补充治疗吗？

激素补充治疗是针对绝经相关健康问题而采取的一种医疗措施，可有效缓解绝经相关症状，从而改善生命质量。艾滋病患者如出现绝经相关症状、泌尿生殖道萎缩症状及骨质疏松症可应用激素补充治疗。

适应证：

（1）绝经相关症状（A级推荐）：潮热、盗汗、睡眠障碍、疲倦、情绪障碍如易激动、烦躁、焦虑、紧张或情绪低落等。

（2）泌尿生殖道萎缩相关问题（A级推荐）：阴道干涩、疼痛、排尿困难、性交痛、反复发作的阴道炎、反复泌尿系统感染、夜尿多、尿频和尿急。

（3）低骨量及骨质疏松症（A级推荐）：有骨质疏松的危险因素及绝经后期骨质疏松症。

5. 艾滋病患者在围绝经期的哪些情况下不能应用激素补充治疗？

（1）禁忌证：已知或可疑妊娠、原因不明的阴道流血、已知或可疑患有乳腺癌、已知或可疑患者有性激素依赖性恶性肿瘤、最近6个月内患有活动性静脉或动脉血栓栓塞性疾病、严重肝及肾功能障碍、血卟啉症、耳硬化症、脑膜瘤（禁用孕激素）等。

（2）慎用情况：此种情况并非禁忌证，可以应用激素补充，但在应用前和应用中应咨询专业医生，共同确定激素应用时机和方式，需更严密随诊。包括：子宫肌瘤、子宫内膜异位症、子宫内膜增生史、尚未控制的糖尿病及严重高血压、有血栓形成倾向、胆囊疾病、癫痫、偏头痛、哮喘、高催乳素血症、系统性红斑狼疮、乳腺良性疾病、乳腺癌家族史。

6. 如应用激素补充治疗，需注意哪些方面的体检监测？

（1）对激素补充治疗患者进行随访的目的是评估激素补充的疗效和可能出现的不良反应。开始激素补充治疗后，可 1~3 个月内复诊，以后随诊间隔可为 3~6 个月，1 年后的随诊间隔可为 6~12 个月。

（2）复诊应仔细询问病史及其他相关问题。推荐每年一次检查：包括血压、体质量、身高、乳腺及妇科检查。推荐每年 1 次辅助检查：盆腔超声、血糖、血脂及肝肾功能检查、乳腺超声或钼靶照相。每 3~5 年测定骨密度 1 次。

7. 应用抗病毒药物对围绝经期激素补充治疗有影响吗？

艾滋病抗病毒药物如出现严重肝肾功能损害时，则需严格评估病情，必要时停用激素药物。此外，当出现激素补充治疗禁忌证时，需停用抗病毒药物。

8. 艾滋病患者在围绝经期到来时，更应该注意哪些问题？

由于艾滋病患者存在免疫功能缺陷，且多数患者长期服用抗病毒药物治疗，故在围绝经期到来时，更应注意围绝经期相关症状的出现及程度，调整心态、健康生活，必要时可应用激素补充治疗，如有异常反应及时就诊以获得帮助。如应用激素补充治疗，则应加强随诊与监测。

（朱云霞　刘朝晖　孙丽君）

十八、妊娠和乙肝

1. 乙型肝炎的流行病学特征是什么？

（1）HBV 感染呈世界性流行，但不同地区 HBV 感染的流行强度差异很大。据 WHO 报道，全球约有 2.57 亿慢性 HBV 感染者，非洲地区和西太平洋地区占 68%。全球每年约有 88.7 万人死于 HBV 感染，其中肝硬化和原发性肝细胞癌（hepatocellular carcinoma）的病死率分别占 30% 和 45%。东南亚和西太平洋地区一般人群的 HBsAg 流行率分别为 2%（3 900 万例）和 6.2%（1.15 亿例）。亚洲 HBV 地方性流行程度各不相同，多数亚洲地区为中至高流行区，少数为低流行区。

（2）2014 年，中国疾病预防控制中心（CDC）对全国 1 ~ 29 岁人群乙型肝炎血清流行病学调查结果显示，1 ~ 4 岁、5 ~ 14 岁和 15~29 岁人群 HBsAg 阳性率分别为 0.32%、0.94% 和 4.38%，与 1992 年比较，分别下降了 96.7%、91.2% 和 55.1%。据估计，目前我国一般人群 HBsAg 阳性率为 5%~6%，慢性 HBV 感染者约 7 000 万例，其中慢性乙型肝炎（CHB）患者 2 000 万~3 000 万例。

（3）HBV 经母婴、血液（包括皮肤和黏膜微小创伤）和性接触传播。在我国以母婴传播为主，占 30%~50%。我国 HBV 的阳性率逐渐下降，主要由于乙肝疫苗和乙肝免疫球蛋白的联合免疫方案在新生儿中已普遍推广。

（4）HBV 不经呼吸道和消化道传播。因此，日常学习、工作或生活接触，如在同一办公室工作（包括共用计算机等）、握手、拥抱、同一宿舍居住、同一餐厅用餐和共用厕所等无血液暴露的接触，不会传染 HBV。流行病学和实验研究未发现 HBV 能经吸血昆虫（蚊和臭虫等）传播。

2. 什么是乙型肝炎病毒？

（1）HBV 属嗜肝 DNA 病毒科（hepadnaviridae），是有包膜的 DNA 病毒，为部分双链环状 DNA。其基因组编码 HBsAg、HBcAg、HBeAg、病毒聚合酶和 HBx 蛋白。HBV 的抵抗力较强，但 65℃ 10h、煮沸 10min 或高压蒸气均可灭活 HBV。环氧乙烷、戊二醛、过氧乙酸和碘伏对 HBV 也有较好的灭活效果。

（2）HBV 通过肝细胞膜上的钠离子 - 牛磺胆酸 - 协同转运蛋白（sodium taurocholate cotransporting polypeptide，NTCP）作为受

体进入肝细胞。侵入肝细胞后，部分双链环状 HBV DNA 在细胞核内以负链 DNA 为模板，延长正链以修补正链中的裂隙区，形成共价闭合环状 DNA（covalently closed circular DNA，cccDNA）。cccDNA 半寿（衰）期较长，难以从体内彻底清除，对慢性感染起重要作用。HBV 可以整合入宿主基因。HBV 以 cccDNA 为模板，转录成几种不同长度的 mRNA。其中，pgRNA（pregenome RNA）可释放入外周血，血清 HBV RNA 水平可反映肝组织内 cccDNA 的活性，并可能与患者病毒学应答和预后有关。HBV 至少有 9 个基因型（A 型至 I 型）。我国以 B 基因型和 C 基因型为主。

（3）乙型肝炎病毒是潜在的威胁人们生命的感染性病毒，主要侵袭人类的肝脏，人类是乙型肝炎病毒的唯一宿主，感染乙型肝炎病毒后，可能会出现症状，也可能没有症状；疾病可能是急性的，感染几个月后自行消失；也可能病毒在人体内存在很多年，成为慢性感染。

（4）可以使用简单的血液检测方法来确定是否感染乙型肝炎病毒，即使感染者没有任何症状，最简单的诊断方法就是进行乙型肝炎表面抗原检测。

（5）乙型肝炎病毒感染可通过有效、安全的乙肝疫苗来预防。

3. 常用的乙型肝炎检测方法和项目有哪些?

（1）常用的检测方法包括：HBV 血清学检测、HBV 病毒学检测和血清生物化学的检测。

（2）HBV 血清学检测：即常说的乙肝五项，包括乙型肝炎表面抗原（HBsAg）、乙型肝炎表面抗体（HBsAb）、乙型肝炎 e 抗原（HBeAg）、乙型肝炎 e 抗体（HBeAb）、乙型肝炎核心抗体（HBcAb）。

HBsAg 阳性表示 HBV 感染，近年来，其定量检测已在临床中被广泛应用，其水平可反映疾病分期与疾病进展风险，也可用于指导重组人干扰素和聚乙二醇干扰素 α（polyethylene glycol interferon α，PEG-IFN α）治疗；HBsAb 为保护性抗体，其阳性表示具备 HBV 免疫力，见于乙型肝炎康复期及接种乙型肝炎疫苗的免疫应答者，也可以是乙型肝炎免疫球蛋白（HBIG）的被动免疫接种者。HBeAg 是临床上表达病毒复制较实用的血清学标志物，其阳性表示有病毒血症，血液有较高的传染性。在急性 HBV 感染 HBeAg 仅存在于感染早期，在病变极期之后 HBeAg 消失，持续存在者预示趋向慢性。HBeAb 阳性，在肝功能持续正常者中表示 HBV 低复制或不复制，在肝功能异常波动者中表示病毒变异。HBcAb 主要是 IgG 型抗体，只要感染过 HBV，无论病毒是否被清除，此抗体多为阳性。

（3）HBV 病毒学检测：最常用的是 HBV-DNA 定量检测，主要用于判断慢性 HBV 感染的病毒复制水平，是抗病毒治疗适应证的选择及疗效判断的重要指标。

（4）血清生物化学检测：血清谷丙转氨酶（丙氨酸转氨酶，ALT）和谷草转氨酶（天冬氨酸转氨酶，AST）最为常用，其在一定程度上反映肝细胞损伤的程度。

4. 乙型肝炎病毒感染的影响有哪些？转归如何？

（1）急性乙型肝炎的潜伏期是感染后约 90 天（60～150 天），感染后的 30 天（6～60 天）可检测出乙肝表面抗原阳性。可以表现为阻塞性黄疸症状，如疲劳、腹痛、恶心和呕吐等。可能需要几个月或一年恢复。慢性乙型肝炎常常初期无症状，25%～40% 的人会发展成为肝癌或肝硬化。

（2）HBV 感染的自然史取决于病毒、宿主和环境之间相互作用。HBV 感染时的年龄是影响慢性化的最主要因素。感染乙型肝炎病毒的年龄越小，发生急性感染的比例越小，发展成慢性肝炎的可能性越大。

（3）一小部分乙肝急性感染病例会发展为重症肝炎，治疗困难，甚至可以致命。

5. 乙型肝炎病毒感染后发生急性疾病的风险是什么？

感染乙型肝炎病毒的年龄阶段不同，发生急性疾病的风险不同。在围生期发生急性肝炎的概率为 1%，5 岁以下的儿童发生急性肝炎的概率为 10%，5 岁以上人群发生急性肝炎的概率为 30%。0.5%～1.5% 的乙肝急性感染病例会发展成重症肝炎，甚至导致部分患者死亡。

6. 乙型肝炎病毒感染后发展为慢性疾病的风险是什么？

（1）乙型肝炎病毒感染发展为慢性乙肝的可能性也随感染年龄而异，与年龄成反比，这就意味着感染的年龄越小，发展为慢性肝炎的可能性就越大。

（2）在围生期和婴幼儿时期感染 HBV 者中，分别有 90% 和 25%～30% 将发展成慢性感染，而 5 岁以后感染者仅有 5%～10% 发展为慢性感染。

（3）免疫抑制的患者，例如 HIV 感染者合并 HBV 感染，会大大增加发展为慢性乙型肝炎的风险。健康的成人若感染了 HBV，约 90% 可以在 6 个月内康复。

7. 乙型肝炎的传播方式有哪些？

（1）乙型肝炎病毒具有高度的传染性，在体外存活并保持传染性长达 7 天以上，乙型肝炎病毒可存在于无可见血的环境表面且仍具有传染性。

（2）传播方式有血液传播、亲密接触传播、母婴传播、医务人员职业暴露。

（3）日常生活接触实际多是潜在的皮肤和黏膜的血液或传染性体液传播，统称为胃肠道传播，隐蔽的胃肠道外传播途径患者常不自知，如共用剃须刀、牙刷或易感者有渗液的皮肤病灶。日常生活密切接触可以通过破损的皮肤和黏膜，如湿疹、疥疮、口腔溃疡或糜烂。

（4）医院内的针刺意外指医护人员尤其损伤的皮肤、黏膜，暴露于污染乙型肝炎病毒的注射针、手术刀等器械，如受感染者 HBsAb（-）或滴度小于 10U/ml，就有可能感染，如传染血液 HBeAg（+），感染率 60% ~ 80%，HBeAg（-）的血液传播的可能性较小。

8. 乙型肝炎病毒可以通过哪些体液传播？

许多体液中可以发现乙型肝炎表面抗原，只有血液、精液、阴道分泌物和唾液具有传染性。

（1）高传染性的体液有：血液、血液性液体、伤口分泌物。

（2）中等传染性的体液有：精液、阴道分泌物。

（3）轻度传染性的体液有：唾液、其他体液。尿、泪、乳汁、胆汁、胰液、脑脊液、胸水中，可能检出 HBsAg 和 HBV-DNA，但并未证明经与这些体液接触而传播 HBV。

9. 乙型肝炎的传播途径有哪些？哪些途径不会发生乙肝的传播？

（1）与 HBV 感染者的血液和体液接触会造成传播，最常见的传播途径包括：母婴传播、不安全的注射行为、不安全用血、无保护性行为。

（2）尽管 HBV 具有较高的传染性，但像亲吻、拥抱、共餐、日常工作和学习等一般日常接触都不会造成传播。粪便中不含 HBV 或 HBeAg，可能毒粒的脂质外膜，经胆道分泌时被胆汁破坏，或肠道内有某种破坏 HBV 的物质存在，故不可能经粪 - 口途径传播。

10. 乙型肝炎母婴传播途径是什么？

如果母亲的 HBV 表面抗原阳性并且 HBV-DNA 达到可检测的水平，则具有传染性，可将 HBV 传染给胎儿或新生儿，传播风险的高低取决于母亲乙型肝炎病毒载量的高低。由于 HBV 可存在于人体的肝脏、血液、唾液等消化液、乳汁、羊水、尿液、精液中，所以母婴之间的传播主要有以下途径：

（1）妊娠期：胎儿在子宫内经胎盘接触 HBV 而被感染，此途径传播概率较小，仅占 2%。

（2）分娩期：胎儿在通过产道或剖宫产子宫切口时，经接触母血、羊水和分泌物中的 HBV 可经过胎儿或新生儿的皮肤、黏膜、胎盘或脐带的损伤进入新生儿的血液循环而被感染，产时的感染是母婴传播的重要途径。

（3）产褥期：新生儿出生后与家人密切接触，仍有较大的乙型肝炎病毒感染风险。目前没有证据表明，乙肝通过母乳喂养传播。

11. 乙型肝炎母婴传播的危险因素有哪些？

（1）所有的乙型肝炎表面抗原阳性的孕产妇都有传染性，HBeAg 或者 HBV-DNA 阳性的妇女传染性更强，其传染性的高低与 HBV-DNA 的载量成正相关，母体 HBV-DNA 复制水平越高，体内病毒浓度越高，传染性就越强。在没有任何干预的情况下，如果母亲是小三阳，HBV-DNA 阴性或低风险，则母婴传播的风险为 5%~20%；如果母亲为大三阳，HBV-DNA 复制阳性，母婴传播的风险为 70%~90%。

（2）胎盘屏障功能也是影响乙肝母婴传播的因素，妊娠期母体和胎儿子之间存在一道天然屏障，即所谓的"胎盘屏障"，由六种组织构成：绒毛合体细胞层、绒毛上皮细胞层、绒毛基底膜、绒毛间质、绒毛血管层。其中屏障作用最强的是绒毛基底膜，正常情况下可阻止分子量大于 6 万的物质通过，但此屏障并非牢不可破，许多病原微生物都可破坏它，进而感染胎儿。此外，流产、妊娠期高血压疾病、胎盘早剥、产前出血等情况都可不同程度地减弱胎盘屏障的功能。

（3）另外，产时新生儿接触母血的数量也是影响乙肝母婴传播的影响因素。

12. 乙肝产妇在分娩后与新生儿间发生传播乙肝的危险因素有哪些？

HBeAg（+）母亲所生婴儿，单接种乙肝疫苗仍可有 15% ~ 25% 发生 HBV 感染，同时注射 HBIG 可有 5% ~ 15% 发生 HBV 感染。

疫苗无应答的机制可能有：

（1）母亲有很高的感染水平，超过主动和被动免疫获得的中和能力。

（2）遗传素质对疫苗的无应答性。

（3）宫内感染产生的免疫耐受性。

（4）疫苗和 HBIG 不能防止早已存在的宫内感染。产后母亲和婴儿的长期密切接触，乙肝传播的风险仍然存在，有研究表明，乙肝感染母亲所生的出生时没有感染的婴儿，40% 在 4 岁时感染了乙肝。

对所有婴儿及乙肝感染者的家庭内密切接触人群广泛接种乙肝疫苗是一种有效的公共卫生措施。

13. 育龄期女性应该什么时间进行乙肝的检测？乙肝的相关免疫程序是什么？

（1）凡是育龄期妇女均应进行乙型肝炎的检测，抽血进行乙肝五项的检测，尤其是家中有人或者丈夫患有乙型肝炎时，必须进行乙肝的相关检测，如 HBsAg、HBsAb、HBcAb 均阴性时，需进行乙肝的免疫程序，即注射乙肝疫苗。

（2）按照 0（开始接种时）、1 个月、6 个月的时间程序，每次接种 10μg 乙肝疫苗。

14. 妊娠期乙型肝炎病毒感染的筛查及乙型肝炎病毒感染血清学标志物如何解读？

乙肝的血清学筛查项目为乙肝五项及乙型肝炎病毒载量。

HBsAg：潜在感染或急性感染出现症状前数周或之后数月可检测到，慢性感染可持续存在，阳性表明乙型肝炎病毒的感染。

HBsAb：阳性表示对 HBV 具有免疫力，可通过乙肝疫苗接种或既往感染产生。

HBeAg：阳性表示病毒复制，传染性高。

HBeAb：阳性表明有乙肝感染的暴露，可在急性、慢性或既往感染的情况中存在。

HBcAb：在急性感染、慢性感染或既往感染中均可阳性。

15. 乙肝暴露婴儿的实验室检测项目如何解读？

建议对于乙型肝炎表面抗原阳性的母亲分娩的新生儿需在出生时及 1 岁时进行乙肝五项的检测，以明确母婴阻断效果。

（1）母婴阻断成功标准：新生儿出生后 12 个月随访期内

HBsAg 阴性，同时 HBsAb 阳性且滴度 ≥ 10U/L。

（2）母婴阻断失败标准：新生儿出生后 12 个月随访期内 HBsAg 和 HBcAb 均为阳性，伴有或不伴有 HBeAg 阳性。

（3）免疫无应答标准：新生儿出生后 12 个月随访期内 HBsAg 和抗 -HBs 均为阴性，无论 HBeAb 及 HBcAb 阳性或阴性。

（4）免疫低应答标准：新生儿出生后 12 个月随访期内 HBsAg 阴性，抗 -HBs 阳性但滴度 < 10U/L。

（5）宫内感染标准：目前尚无统一标准，但多数认为新生儿出生后在注射疫苗和 HBIG 前外周静脉血 HBsAg 阳性且经规范主被动联合免疫后持续 1 年仍阳性考虑宫内感染。

16. 乙型肝炎的母婴阻断程序有哪些？

总结临床经验及科研成果，乙型肝炎的母婴阻断程序已经是一个完整的体系，包括以下方面：

（1）孕前评价：孕前即对乙型肝炎病毒感染的女性进行评估，肝病病情是否可以胜任妊娠分娩，以及进行孕前指导。

（2）妊娠结局选择：如肝病病情不适合妊娠，则需要进行良好的避孕工作，避免意外妊娠及终止妊娠对身体造成的损害，如病情允许妊娠，则告知在妊娠过程中的相关风险及并发症。

（3）孕期监测：在孕期需要至专科医院进行正规的孕期检查，包括肝病的监测、胎儿生长发育的监测及母婴并发症识别处理。

（4）药物干预：对于 HBV-DNA 复制水平高（ ≥ 2×10^5IU/ml ）

的孕妇，建议在孕期进行抗病毒药物的干预。如肝功能正常，推荐在妊娠 24~28 周开始口服妊娠 B 类的抗病毒药物；如肝功能异常，则可及时启动抗病毒治疗程序。

（5）分娩期处理：包括分娩方式的选择和产程的处理，总的原则是阴道分娩和剖宫产对于乙肝母婴传播的影响无统计学差异，但要避免困难的阴道分娩，在分娩过程中尽量减少母血与胎儿或新生儿的接触。

（6）新生儿联合免疫：对新生儿进行乙肝疫苗及乙肝免疫球蛋白的联合免疫。

（7）母乳喂养选择：在乙肝疫苗和乙肝免疫球蛋白的联合免疫保护下，可选择母乳喂养。

（8）母婴随访：产后监测母亲的肝功能及新生儿抽血进行检测。

（9）母婴阻断效果评价：针对婴儿 1 岁时抽血进行乙肝五项的检查对乙肝母婴阻断的效果进行评价及提出进一步的随访建议。

17. 抗病毒治疗中意外妊娠怎么办？

育龄期及准备妊娠女性均应筛查 HBsAg，对于 HBsAg 阳性者需要测 HBV-DNA。妊娠前需要服用抗病毒药物的 CHB 女性，有准备妊娠计划，建议选择 TDF 抗病毒治疗。

抗病毒治疗期间意外妊娠的患者，若正在服用 TDF，建议继续妊娠；若正在服用恩替卡韦，可向孕妇和家属充分告知风险，建议更换为 TDF 继续治疗，不终止妊娠，加强产前监测；若正在接受 IFNα 治疗，建议向孕妇和家属充分告知风险，建议终止妊娠，但由孕妇和家属决定是否继续妊娠，若决定继续妊娠则要换用 TDF 治疗。

18. 孕期乙肝母婴阻断方法是怎样的？

（1）核苷类似物孕期抗病毒治疗是在阻断孕期乙肝母婴传播宫内感染的主要方法。核苷类似物具有高效抑制乙型肝炎病毒复制的作用，对 HBV-DNA 聚合酶具有特异性抑制作用，而对人类体细胞的 DNA 聚合酶无影响。

（2）孕期抗病毒目标：有效降低母血病毒载量，降低宫内感染风险；控制孕期肝病活动安全分娩；减少分娩期母血污染造成血源性母婴传播；改善母婴生命质量。

（3）孕期抗病毒治疗只针对高病毒载量孕妇：①免疫激活，ALT ≥ 2 倍者建议孕期抗病毒治疗；②免疫耐受，知情同意自愿选择用药；③低病毒载量，密切监测孕期病毒载量变化。

19. 产时如何阻断乙型肝炎的母婴传播？分娩方式的选择对产时阻断的影响？

（1）产时乙肝母婴阻断内容包括分娩方式的选择和产程的处理，总的原则是在妊娠期密切监测和有效抗病毒干预后，分娩方式不影响 HBV 母婴传播。但避免困难的阴道分娩以减少产时乙肝母婴传播的概率，应在分娩过程中尽量减少母血与胎儿或新生儿的接触，包括接触的量和时间。

（2）分娩方式与疫苗阻断效果存在一定关系，阴道分娩和剖宫产分娩的婴儿中，乙肝疫苗免疫后的保护性抗体阳性率分别为80.8% 和 100%，所以选择剖宫产有可能减少新生儿感染乙型肝炎病毒，但由于剖宫产分娩出血多，婴儿暴露在大量污染的母血中，不能完全降低新生儿乙型肝炎病毒感染率。不侧切的阴道分娩是最佳的分娩方式，因为在阴道分娩过程中，用药少，组织损伤少，相对出血少，感染的机会较少。但对于妊娠期未进行抗病毒阻断、分娩时 HBV DNA $\geqslant 2 \times 10^5$IU/ml 且存在胎儿窘迫、巨大儿和过期妊娠等情况时，孕妇有可能从剖宫产中获益。

20. 乙型肝炎产妇产后母婴阻断程序及注意事项有哪些？

（1）乙肝的产后母婴阻断程序为：使新生儿脱离母血及羊水等可能含有乙型肝炎病毒的体液，进行无创复苏，用吸耳球清理鼻腔及口腔黏膜，避免损伤新生儿的呼吸道及消化道黏膜。

（2）进行新生儿联合免疫，可显著提高阻断母婴传播的效果：被动免疫，出生 24 小时内尽早（最好在出生后 12 小时内）注射乙肝免疫球蛋白 100IU；主动免疫，于 0、1、6 月龄分别注射重组酵母乙肝疫苗 10μg。

21. 乙肝孕产妇分娩的新生儿出生后如何随访？

新生儿于出生后 24 小时内未进行主被动联合免疫接种前、7 ~ 12 月龄时采静脉血化验检查乙肝五项和 HBV-DNA 定量，判断、比较及评价母婴阻断的效果。

22. 乙肝妈妈可以进行母乳喂养吗？

（1）母乳喂养对母婴均有益处，WHO 认为，不能将乙型肝炎病毒感染作为禁止母乳喂养的指征。

（2）更多证据证明，即使孕妇 HBeAg 阳性，母乳喂养并不增加感染风险。因此，正规母婴阻断联合免疫（乙肝免疫球蛋白＋乙肝疫苗）预防接种后，其新生儿都可以接受 HBsAg 阳性母亲的母乳喂养，无须检测乳汁中有无 HBV-DNA。

（3）妊娠期以母婴阻断为目的进行抗病毒治疗者，可以产后停药并予以母乳喂养，注意加强随访和监测。虽然有研究表明，乳汁中病毒载量与母亲病毒载量呈正相关；但新生儿接受联合免疫后，高病毒载量母亲母乳喂养并不增加婴幼儿 HBV 感染风险。且鉴于母乳喂养获益明显，建议新生儿在接受联合免疫后母乳喂养。

（4）慢性 HBV 感染孕妇产后继续应用 TDF 治疗者，亦可以考虑母乳喂养。关于慢性 HBV 感染母亲所生婴儿的母乳喂养的推荐意见证据不充分。研究表明，哺乳期间服用 TDF 的 HIV 感染者，母乳及婴幼儿体内 TDF 剂量分别为建议婴幼儿口服剂量的 0.03%

和 0.01%；哺乳期间服用 TDF 的慢性 HBV 感染母亲的婴儿体内未检测到替诺福韦，且母体血液和乳汁中有效成分为替诺福韦，几乎不经肠道吸收，因此产后继续应用 TDF 治疗者可以母乳喂养。替比夫定继续治疗者母乳喂养安全性的研究数据有限。

23. 乙型肝炎病毒感染孕产妇孕期如何管理？

（1）乙型肝炎病毒感染孕产妇在孕期应至传染病专科就诊，由医生评估产妇的肝功能情况是否适宜继续妊娠。如肝功能始终正常可以继续妊娠时，要密切监测孕期的肝功能、乙型肝炎病毒复制水平的变化，并给予营养指导。

（2）避免妊娠相关并发症发生，监测胎儿生长发育。如发现肝功能异常等情况及时进行干预，避免肝功能衰竭等严重并发症的发生。

（3）进行健康宣教，指导乙肝孕产妇安全度过妊娠期及分娩期。

24. 乙型肝炎病毒感染孕产妇在产后如何随访？使用抗病毒药物的乙肝孕产妇产后是否可以停药及药物的调整？

乙型肝炎病毒感染的产妇在产后 42 天除了常规的产科检查外，还需要监测肝病情况，约有 30% 的产妇在产后出现转氨酶波动，产后 42 天需要复查肝功能、乙肝五项及 HBV-DNA。

对于使用抗病毒药物治疗的孕产妇，产后需进行评估决定是否适合停药。

（1）如慢性乙型肝炎妇女孕前及孕期均进行抗病毒治疗者，产后应继续口服抗病毒药。

（2）对于孕期肝功能均正常，孕晚期仅仅为了进行母婴阻断而开始口服抗病毒药物者，如肝功能持续正常，则可停药进行母乳喂养。

（3）如口服药物过程中产后出现肝功能异常者，则在产后继续口服药物直到产后 42 天再次复查，如肝功能持续异常，需要继续治疗乙肝者，可至传染病专科进行评估及调整用药，可将妊娠 B 类的抗病毒药物换成干扰素或其他抗病毒药物，达到更好的治疗效果，以及避免产生耐药。

25. 感染乙型肝炎病毒的女性如何选择避孕方式？

（1）因避孕药为激素类药物，需要在肝脏灭活，长期应用会损害肝功能，故对于乙型肝炎病毒感染的女性，首选避孕套、阴道隔膜、宫颈帽等工具避孕；正确使用避孕套，避孕成功率高，而且可阻断性接触时经血液、精液及阴道分泌物所引起的乙型肝炎病毒的传播。

（2）对于没有生育要求的，也可选择输卵管结扎或输精管结扎等手术方法以达到避孕目的。

26. 慢性 HBV 感染不孕症女性，是否可以行辅助生殖？

慢性 HBV 感染不孕症女性，行辅助生殖后的卵裂率、种植率、临床妊娠率和流产率等与非 HBV 感染者相比差异无统计学意义，建议可正常进行辅助生殖，妊娠期常规进行母婴阻断及随访。

HBV 感染对辅助生殖过程中胚胎发育及妊娠结局的影响尚不明确，慢性 HBV 感染不孕症女性行辅助生殖后母婴传播的研究有限。虽然有研究显示，当 HBV DNA $\geq 5 \times 10^2$IU/ml 时，卵巢储备功能低下风险更高，受精率和优质胚胎数随病毒载量的增高而降低；但对女性为慢性 HBV 感染者的不孕症夫妇与双方均为非 HBV 感染不孕症夫妇进行辅助生殖比较，仅受精率偏低，两者的卵裂率、优质胚胎率、种植率、胚胎着床率、临床妊娠率和流产率差异均无统计学意义。因此，慢性 HBV 感染的不孕症女性可正常进行辅助生殖，一旦妊娠成功后，再根据肝功能、病毒定量等制定相应阻断策略。

27. 感染乙型肝炎病毒的孕妇，孕期是否可以进行羊膜腔穿刺术？

随着高龄产妇的增多，以及产前诊断技术的提高，感染乙型肝炎病毒的孕妇，孕期如何选择是否进行羊膜腔穿刺术。对于 HBV DNA<1×10^6IU/ml 时，行羊膜腔穿刺术未增加母婴传播风险；对于

HBV DNA ≥ 1 × 10^6 IU/ml 的孕妇，羊膜腔穿刺术会增加胎儿发生宫内感染的风险，为诊断胎儿染色体病及遗传性疾病，权衡利弊后可行羊膜腔穿刺术。可以在行羊膜腔穿刺术前或后 24 小时内，注射乙肝免疫球蛋白以降低母婴传播的风险。

28. 乙肝合并艾滋病的孕妇，在孕期如何治疗？

人类免疫缺陷病毒（human immunodeficiency virus，HIV）合并乙型肝炎病毒（hepatitis B virus，HBV），是临床上较为常见的共感染组合，这两种病毒具有共同的传播途径，血液、性和母婴传播。

孕妇感染 HIV 合并 HBV 会经过宫内、产道及产后母乳喂养等方式传染给胎儿，从而影响新生儿的出生质量。一项研究表明，肝功能正常的 HIV 合并 HBV 孕妇及新生儿的各项指标数据与单纯 HIV 感染组没有明显的差异，但肝功能异常的 HIV 合并 HBV 孕妇发生产后出血、胎膜早破、死胎及新生儿窒息等的比例明显偏高。因此，产前肝功能检测对 HIV 合并 HBV 感染的孕妇尤为重要。

（1）对于单纯 HIV 感染的备孕夫妻（无论一方 HIV 阳性还是双方均为 HIV 阳性），均需要接受高效抗病毒治疗（HAART），待其体内病毒载量降到检测限以下，不能通过性方式传播病毒方可怀孕。

（2）对于 HIV 合并 HBV 感染的备孕夫妻（无论一方 HIV 阳

性还是双方均为 HIV 阳性），除接受 HAART 外，还需接受抗 HBV
的相关治疗。待 HIV 病毒载量降至检测限之下，且 HBV 的复制得
到有效抑制的时候方可怀孕。

（3）在抗 HBV 治疗过程中，关注 HBV-DNA 的数值波动。
在肝功能检测结果中，需特别注意转氨酶、球蛋白、凝血酶原
时间等多项指标，尽早发现肝功能异常并立即治疗。最好等到
HBV-DNA 检测不到，肝功能正常时怀孕，将垂直传播风险降至
最低。

（4）HIV 合并 HBV 感染的孕妇，在怀孕期间仍需持续进行抗
HIV 反转录病毒治疗，将病毒载量水平控制在检测限以下。

另外，单纯 HIV 感染及 HIV 合并 HBV 感染的孕妇应定期检
查，遵守临床治疗指南，在分娩前及产后做好相应的护理。

29. 乙肝合并 HIV 感染，在孕期需要注意什么？

（1）乙型肝炎合并艾滋病，由于艾滋病患者免疫损害，可使乙
型肝炎病毒复制活跃。

（2）如果需要治疗，应该对这两种疾病同时治疗，可以选用对
这两种病毒都敏感的药物治疗，建议使用包含拉米夫定 +TDF 在内
的用药方案。并要定期监测肝功能，注意药物性肝损害发生的
可能。

（3）在孕期，定期检测肝功能，另外膳食调养，采取良好的生活习惯，起居有规律，适当的身心锻炼，保持乐观的情绪，绝对禁止喝酒，不吃辛辣油腻及油炸食品。进行有效的抗病毒治疗。分娩方式要根据产科要求和艾滋病的相关适应证而决定。

（朱云霞　刘朝晖　孙丽君）

十九、HIV 感染女性的护理

1. HIV/AIDS 女性如何做好阳性预防？

由于 HIV 感染，HIV/AIDS 女性的免疫功能已存在不同程度受损，为了避免再受其他疾病干扰增加患者的痛苦，阳性预防是保护健康的必要手段。

医护人员首先让患者了解阳性防护的重要性，其次让患者知晓哪些行为会导致再次感染，如输入血制品、共用针头、吸食毒品、发生性行为等，最后提示患者在出现高危行为时，如何做好相应的防护措施，如发生性行为时要全程使用安全套等。

2. HIV/AIDS 女性日常生活需要注意哪些?

HIV/AIDS 女性在日常生活中要注意卫生管理,尤其是 $CD4^+$ T 淋巴细胞低于 200 个 /μl 时,免疫功能严重受损,要尽量避免任何情况下的感染(如呼吸道疾病、受伤时伤口的消毒处理、月经周期卫生管理、栽培花草、喂养宠物等)。

3. 如何指导 HIV/AIDS 女性成功告知家庭成员阳性结果?

HIV/AIDS 女性由于疾病的影响,自身的羞耻感、社会的歧视、亲人的不谅解使她们面对巨大压力,加上女性本身在社会中、家庭中地位处于弱势,她们的压力感会明显高于其他患者群体,所以医护人员指导其对家庭成员进行成功告知是减轻 HIV/AIDS 女性压力的最好方法。

以下是告知策略:

(1)了解患者家庭成员关系是否适合告知。

(2)协助患者选择家庭成员中最佳的告知对象。

(3)帮助患者权衡告知后的利弊与不告知的利弊。

(4)选择告知的地点、时间、方式(是否需医护人员介入)。

4. 如何对 HIV/AIDS 女性进行健康指导及心理护理？

抗病毒治疗对患者来讲是一个漫长而又艰辛的路程，在这个过程中如何保持健康心态对长期治疗的效果有很大影响，因为情感与免疫系统有着密切联系，消极的情感会抑制机体抗感染的能力，因此医护人员要对 HIV/AIDS 女性进行科学的健康指导，以及心理护理。

（1）充足睡眠：保证充足的睡眠是提高免疫的最佳方法，一般患者每天最少需 6~8 小时的睡眠时间，一定要避免长期睡眠不足或熬夜。

（2）合理饮食：抗病毒治疗初期，由于药物副作用影响，建议患者清淡饮食，避免辛辣食物，少食海鲜、牛羊肉类食物。药物副作用消失或减轻后（2~3 个月），可遵循"新鲜、多样、均衡"的原则合理膳食。

（3）适当运动：建议 HIV/AIDS 女性多参与户外运动，根据自身条件选择安全方便的运动项目，坚持户外运动有利于调节身心健康。

（4）培养兴趣：利用业余时间做自己喜欢的事情，如旅游、手工制作、听音乐、读书等；投身于自己的兴趣爱好中，有助于缓解压力、调节情绪。

5. 如何对 HIV 产妇进行出院指导？

（1）HIV 产妇产后哺乳应选择人工喂养，避免乳汁感染婴儿。

（2）HIV 产妇继续进行抗病毒治疗，按时服用抗病毒药物。

（3）产妇按时进行妇科随访，对婴儿进行早期抗体检测（42天，3、9、12、18 月龄）。

（4）合理饮食、增强营养、适当锻炼、增强体质、保持乐观积极的心态。

（5）个案管理师对 HIV 产妇进行关怀指导，并提供联系方式方便患者咨询。

6. 婴儿疫苗接种后有哪些注意事项？

（1）接种疫苗当天，注意保暖勿着凉，多喝水。

（2）注意观察体温变化，体温 38℃以上可以口服降温药。

（3）观察注射部位有无红肿、硬结，注意观察硬结大小范围，若范围大可以做干热敷。

（4）全身情况：有无皮疹、食欲下降、呕吐，观察皮疹范围及消退情况。

（5）疫苗注射当天避免剧烈活动。

（6）接种当天 24 小时内不要洗澡，出现异常情况及时与接种单位联系告知情况。

7. 如何进行 HIV 产妇产后服药依从性督导？

由于孩子的降临，HIV/AIDS 母亲会将大部分精力和时间给予孩子，很容易出现漏服和断药现象，为了保证长期抗病毒治疗效果，医护人员和家庭在此期间应多方面地给予阳性产妇关爱和心理支持。

首先，动员并指导家庭成员关注 HIV/AIDS 母亲产后健康，提醒服药时间，陪伴其按时随访；其次，随访时医护人员要监测 HIV/AIDS 母亲服药情况（数剩余药片），处理药物不良反应，了解生活、经济情况，并给予支持，监测睡眠焦虑抑郁量表，根据问题进行干预。

8. 抗病毒药物毒副作用的常见症状有哪些？如何护理？

（1）胃肠道反应处理：当恶心、呕吐间断发生 < 24 小时不影响进食者或腹泻间断发生 < 4 次 /d 者可继续观察。每日少食多餐，避免辛辣食物容易上火食物。药物可与餐同服、对症药物应用，燕麦麸片治疗蛋白酶抑制剂相关腹泻有效而廉价，钙可缓解蛋白酶抑制剂引起的相关腹泻，严重或者持续时间过长（2 个月以上）的患者要及时就诊。

（2）皮疹处理：皮肤出现荨麻疹或斑疹时，要保持皮肤清洁干燥，经常清水冲洗，避免使用刺激性的香皂、避免太阳直晒皮疹。症状加重者随时就诊。

（3）眩晕、多梦处理：一般服用依非韦伦可能会在一段时间内导致眩晕、多梦，建议睡前空腹服用，避免睡前饮酒和食用高脂肪食物。避免进行搬运重物的活动。如果症状持续发生并严重影响第二天的工作和生活或出现沮丧、严重抑郁者建议及时就诊。

（4）头痛的处理：可以自行头部按摩，避免饮用含有咖啡因的饮品或药物对症治疗。如果出现视力模糊或散光或头痛加重应及时就诊。

（5）口干的处理：可用温盐水漱口同时避免甜食、避免含咖啡因的饮品。如果口腔起疱或吞咽困难建议及时就诊。

（6）脱发的处理：避免染发、烫发、拉直或梳辫子。不要买增发类的产品，因为没有作用。

（7）疲倦的处理：建议每天按时睡觉和起床，适度锻炼身体，注意多休息。如果疲倦到不能吃饭或移动建议及时就诊。

9. HIV/AIDS 孕妇服药后呕吐如何补服？

HIV/AIDS 孕妇在妊娠初期，胃肠反应较明显，经常出现恶心呕吐，当孕妇吃药后呕吐是否会影响药物作用，需要通过服药后的呕吐时间和量来判断。如果呕吐发生在服药后 2 小时之内，呕吐频繁且量大则需要补服，偶尔或量少则不用补服；如果超过 2 小时之后不用补服。

10. 如何指导 HIV 产妇正确服药？

为了保证 HIV 暴露儿童阻断成功，无论 HIV 产妇是否接受过抗病毒治疗，产后采取何种喂养方式，其所生新生儿都必须进行抗病毒药物阻断。

护士根据医嘱准备药物，应在新生儿出生后尽早开始服用，最好在出生后 6 小时内，不要超过 12 小时，以免错过最佳阻断效果。告知家长婴儿服药情况及持续时间，根据妈妈服用抗病毒药物治疗时间段而定；在未经医生同意停药前，必须保证婴儿每天按时、按量服用抗病毒药；若婴儿在服药后 1 小时内发生呕吐则需要再次给药一次（药物保存注意事项：口服液应 2～8℃冷藏储存，避免阳光直射，清洁密闭）。

11. 如何指导 HIV 产妇在分娩时配合医生，安全度过分娩期？

未经正确干预的情况下，HIV 产妇在产时感染婴儿概率为 5%～10%，感染多是因为在分娩过程中，胎儿皮肤、黏膜暴露于受病毒污染的母体血液、体液中时间过长，通过血液、分泌物、羊水感染给新生儿。HIV 产妇产程时间越长，母婴传播的风险越高，因此需要 HIV 产妇与医护的良好配合，从而缩短产程时间。

要做好 HIV 产妇的动员工作，指导产妇了解分娩相关知识、产时感染的危险性及掌握产程的进展情况，教会产妇正确利用宫缩和腹压用力；使产妇能够积极配合医护人员，在分娩时听从助产人员的指挥，安全顺利分娩；减少急诊剖宫产的发生，缩短产程时间，降低产时母婴传播的风险。

12. HIV 产妇在分娩时的护理要点有哪几个方面？

HIV 感染的产妇在分娩过程中，是发生 HIV 母婴传播风险最高的时候。为了降低母婴传播的风险，要加强产时管理，做好产妇及新生儿的护理工作。

护理产妇尽量缩短产程时间，减少阴道检查的次数；取消常规人工破膜的操作，减少感染的机会；控制好胎头娩出速度，减少阴道裂伤的机会；提高助产的技能，避免不必要的损伤性操作，如侧切、产钳等；护理新生儿缩短接触妈妈血液及分泌物的时间，出生后立即断脐更换手套处理脐带；操作动作轻柔，避免使用常规吸痰器吸痰，以免新生儿的皮肤黏膜损伤，最大限度地降低产时传播HIV 的风险。

13. 如何指导 HIV 产妇选择喂养方式？

母乳是最适合婴儿的营养品，它可以提高婴儿免疫力、保护肠道菌群。但是研究发现，HIV 产妇通过母乳喂养会有 HIV 传播及感染的风险。人工喂养没有感染风险，但配方奶粉中缺少母乳中的保护性抗体，同时在调配奶粉时需要保障一定的卫生条件。因此，

HIV 产妇在新生儿出生后选择喂养方式时不仅要考虑到哪种方式给婴儿带来的感染风险最低，同时还要考虑婴儿的营养是否可以得到满足，喂养时是否会增加细菌感染的机会，是否具备安全喂养的条件，以及喂养需要付出的费用家庭是否可以承担等。我国推荐配方奶粉进行人工喂养，但是，如果没有安全的人工喂养条件及质量保证的配方奶粉，或者受宗教文化约束，在有些地区也可以进行纯母乳喂养。但杜绝混合喂养。

14. 指导 HIV 产妇确定安全人工喂养所需的几个条件？

HIV 产妇为新生儿选择人工喂养的优点是没有传播 HIV 的风险，故视为安全喂养。但是必要让妈妈明确牢记：如果选择了人工喂养，就不能为婴儿进行母乳喂养，否则感染 HIV 的风险更高。人工喂养选择的婴儿配方奶粉中缺乏母乳中的特有免疫因子，没有保护性抗体，所以配方奶粉进行调配过程中，要更加注意配制奶粉的浓度、温度、水卫生、奶具的消毒问题，要对妈妈进行相关知识的培训和指导，防止发生新生儿腹泻、营养不良的风险。

安全的人工喂养必须保证一定的卫生条件，清洁的饮用水和奶具，合格的配方奶粉，能保证婴儿出生后 6 个月完全使用的奶粉。在婴儿出生后 6 个月内，应一直满足以上几个条件，才能保证婴儿的安全，做到安全喂养。

15. 如果 HIV 的产妇采取母乳喂养，需要做哪些喂养指导？

HIV 产妇通过母乳喂养会造成 HIV 的传播及感染的风险。但是由于自身情况和家庭的原因，在不具备安全人工喂养所需的条件下，妈妈可以选择母乳喂养。选择母乳喂养就必须坚持是纯母乳喂养，也就是说：在婴儿出生 6 个月内，除了妈妈的乳汁，不能再喂其他食物或水。

HIV 感染的妈妈选择母乳喂养后，在喂养期间妈妈和婴儿都要应用抗病毒药物，可显著降低因母乳喂养造成的母婴传播的风险。妈妈可以选择在任何时间停止母乳喂养，但是不主张突然停止，应在 1 个月内逐渐完成断奶。如果在追踪随访中监测婴儿已经确诊感染 HIV 的情况下，妈妈可以继续喂养到婴儿 6 个月以后。

16. 为什么 HIV 产妇在婴儿出生 6 个月内不能采取混合喂养？

婴儿出生后的两种喂养方式（人工／母乳）都有一定的优缺点，但是在婴儿出生 6 个月内，要么采取纯母乳喂养，要么采取人工喂养，严厉禁止混合喂养。

混合喂养是指在婴儿出生后 6 个月内，除了母乳外还喂其他的液体或固体食物。混合喂养会损伤婴儿的肠道黏膜，增加腹泻的机会，使病毒更容易的进入人体，增加传播 HIV 的风险。有证据显示：纯母乳喂养的婴儿发生母婴传播的风险为 4%，如果在母乳喂养的基础上添加配方奶粉后，发生母婴传播的风险增加到 8%；如果在母乳喂养的基础上添加固体食物后，则发生感染的风险可高达 44%。所以在婴儿出生 6 个月内任何情况下都不能采取混合喂养。

17. HIV 感染产妇分娩时的标准预防包括哪些内容？

产时是预防艾滋病母婴传播的关键时期，此阶段发生母婴传播的风险最高。大量的血液、体液暴露，因此医护人员要做好相应的隔离防护措施。

标准预防包括：戴好合适的手套 2 副、口罩、护目镜、长手术衣、靴子。

安全预防的原则：所有参与护理和治疗工作的医护人员，在进行各种操作过程中，在护理所有艾滋病感染产妇的工作时间内，均采取标准预防措施。

18. 在给 HIV 产妇分娩的新生儿采集标本时，如何做好个人防护？

做好标准预防，包括：戴好合适的手套、口罩，做好个人防护。采集时，注意将采集针及时投放入利器桶内，消毒的棉签及纱布统一丢弃。采集后，及时更换手套将滤纸放在支架待干，避免接触到血斑。

19. 为 HIV 暴露儿童采集标本时，如何才能保证标本合格？

HIV 暴露儿童在出生后要及时进行 HIV 核酸检查，采集、制备干血斑标本时要注意以下方面：

（1）选择合适的采血部位：采集足跟血，选择正确的位置，以免损伤跟腱。

（2）做好采血前的准备：按摩足跟，使血液充盈后消毒，必要时可以保暖后再进行采血。准备好一次性消毒的采血针，滤纸。

（3）采集要点：采集时将足跟置于心脏水平位或以下，用消毒棉签去掉第一滴血，让血液尽量滴在滤纸的采血圈中，采集 2～4 个血斑。

（4）保存方法：在室温下自然干燥后，放置在密封的塑料袋中保存。

（5）注意事项：不能在滤纸两面滴入血液，血斑不能小于采血圈，采集后避免触碰血斑，采集后的血片避免阳光照射。

20. HIV 感染女性备孕需做哪些检测？

健康的身体是生育健康宝宝的基础，夫妇双方在受孕前要做全面的健康检查，医生进行风险评估，明确能否怀孕。

首先，HIV 感染单方或双方的 HIV 病毒载量要达到检测不到的水平，CD4 细胞计数越高越好；其次，双方要进行生殖方面检查，女性包括妇科方面、血清学（TORCH、HBV、HCV、梅毒等），男性包括精子质量、血清学（HBV、HCV、梅毒等）、衣原体。

21. HIV 感染孕妇孕期保健的重要性？

（1）妊娠并不会影响 HIV 感染孕妇的艾滋病感染进程，但是感染艾滋病后，孕期将会面临很多的风险，自然流产、死胎、低出生体重、早产等。

（2）规范、系统的孕期检查是确保 HIV 感染孕妇母婴健康与安全的关键环节。通过询问末次月经和孕早期超声帮助孕妇计算孕周和预产期，孕周的计算关系到胎儿生长发育的评估，预产期可评估早产或过期妊娠，以便采取相应的措施。孕妇的身体状况和胎儿的生长发育情况在孕期始终处于变化中，定期进行孕期检查可及时发现危险因素，并及早干预，起到监测的作用。

（3）HIV 感染孕妇孕期抗病毒治疗可以减少母婴传播的风险。

22. HIV 感染孕妇抗病毒治疗的护理要点？

（1）确保服药的依从性：依从性是抗病毒治疗发挥作用的关键因素。在孕期任何阶段进行治疗服药依从性率都必须 >95%，每次产检护士都要询问服药情况，强调依从性的重要性。对依从不良的孕妇进行原因分析，指导解决的办法；对情绪紧张的孕妇进行心理疏导缓解压力；对妊娠反应严重的孕妇对症处理、调节饮食以免影响治疗的依从性。

（2）关注治疗的有效性：监测病毒载量，发现病毒载量 >500～1 000 拷贝 /ml 时及时通知医生进行耐药检测，孕晚期再次监测，分娩前根据检测结果决定 HIV 感染产妇最适宜的分娩方式。

（3）督导治疗的持续性：分娩结束后，无论婴儿采取哪种喂养方式，母亲都需要继续服药，产后随访督导产妇坚持终生抗病毒治疗。

23. HIV 感染产妇产褥期护理？

（1）一般护理：注意产后休息，适当活动，促进产后生理功能的恢复；合理饮食，营养均衡，控制体重；保持会阴清洁，对于血液污染的衣物和卫生用品这些有感染性的物品及时妥善处理，降低 HIV 传播的风险。

（2）预防产后出血和感染：观察子宫复旧及阴道出血情况，有无宫底压痛，如有出现体温增高或恶露量多有异味、伤口红肿热痛等情况，及时就诊。

（3）继续抗病毒治疗：产后治疗不间断，坚持终生服药，确保依从性。

（4）新生儿护理：阻断治疗指导安全服药，掌握服药时间和剂量；选择最佳喂养方式，指导喂养知识和技巧。

（5）产后 6 周随诊：全身检查、妇科检查了解康复情况，给予避孕建议和指导；新生儿进行体格检查及随访监测。

24. 暴露于 HIV 新生儿何时随访？

新生儿在出生后的当天，42 天，3、6、9、12、18 月龄时需要做相关检测。检测项目：早期诊断、血常规、肝肾功、生长发育等。不同月龄检测的项目根据当地检测水平而制定。

25. 如何安全处理 HIV/AIDS 产妇产褥期的体液及血液？

首先，日常接触不会传染对方。其次，指导患者识别体液传染性的强度（血液 > 体液 > 精液 > 阴道分泌物 > 羊水 > 唾液）；HIV/AIDS 产妇日常管理好血液及分泌物，尤其是血液污染的衣服被单及时使用消毒液浸泡洗涤，污染了坐便器要及时用消毒液擦拭消毒。如果遇到紧急破损及时消毒包扎伤口，遗撒在地面上的血液可用消毒湿巾擦拭。

26. 产后的心理健康

一份 Meta 分析研究结果提示初次分娩的产妇中 19.2% 会体验较轻的产后抑郁，7.1% 会体验到严重的产后抑郁，尤其 HIV/AIDS 女性产后心理健康更要重视。我们要指导产妇识别异常情绪，鼓励其对于产生的情绪要进行反思和分析其产生的原因，例如：身体状态的变化，服药的不变，生活的困境，担心新生儿的健康等；合理地进行情绪调节和释放，避免消极情绪产生的恶性循环，当自己解决不了这些问题时，及早寻求家庭成员及专业人员的帮助。

27. 经产妇的认知误区

　　研究表明不干预的情况下，HIV 母婴传播的发生率高达 50%～60%。目前艾滋病的母婴阻断技术非常成熟，官方数据显示还有 4.9% 的感染可能性，但在一些城市依从性好的患者阻断率是 100%。由于二孩政策放宽，有些 HIV/AIDS 产妇也有所需求，并发现有的 HIV/AIDS 产妇凭借生育经验，减少了前往医院孕检、产检的次数，延迟孕产期建档的时间等现象；因此，我们要对所有生育需求的育龄女性做好宣教管理，为产妇和新生儿保驾护航。

（邵　英　李秋云　李建维）

二十、HIV 和新型冠状病毒感染

1. HIV 感染者更容易感染新冠病毒吗?

来自俄罗斯的一项流行病学调查显示,HIV 感染者更容易感染COVID-19,但他们较少寻求医疗帮助。在联合国艾滋病规划署(UNAIDS)的支持下,俄罗斯相关部门进行了一项调查,研究俄罗斯 HIV 感染者中 COVID-19 的发病率,以及新冠病毒大流行对为 HIV 感染提供医疗服务的影响。俄罗斯 68 个地区 931 名受访者参与调查,其中既有 HIV 感染者,也有 HIV 检测呈阴性的人员,根据调查结果显示,被查出标记为 COVID-19 感染的 HIV 携带者人数是 HIV 阴性受访者的 4 倍。同时,相较 HIV 阴性受访者,HIV 感染者接受新冠病毒检测的人数只有一半,并且即使在出现症状的情况下,也较少寻求医疗帮助。在感染 COVID-19 的 HIV 携带者中，大多数人是已长时间感染 HIV 的男性，虽然参与调查的女性更多（占 67.6%）。

但这只是来自一个国家的研究报告，由于研究样本量较小，仍缺乏说服力。目前仍然缺乏证据证明 HIV 感染者是否具有更高的风险感染新冠病毒或感染后会出现更严重的临床症状。但总的来说，HIV 感染者具有不同程度的免疫缺陷。对于很多病毒病原体，包括乙型肝炎病毒、流行性感冒病毒和结核分枝杆菌等，HIV 感染者都具有更高的感染风险。

HIV 感染者存在感染新冠病毒的风险因素包括：①未接受抗病毒治疗或 HIV 未得到有效抑制的感染者的免疫系统受损，更易发生机会性感染和严重疾病；②一般人群的新冠肺炎危险因素，如老年人、男性及高血压、糖尿病、心血管疾病、肺部疾病和慢性肾病等，在 HIV 感染人群中也普遍存在；③其他可能的促进因素，如：在冰毒等新型毒品使用比例较高的 HIV 感染者中，难以维持严格的社交距离，加上 HIV 感染的协同作用，可能加重机体损害程度。

2. HIV 感染者得了新型冠状病毒肺炎病情更重吗？

不一定。与普通人群相比，HIV 感染人群感染 2019-nCoV 的风险可能更高、病情可能更严重、预后可能更差的观点尚存在争议。

有研究认为，与普通人群相比，由于 HIV 感染者 /AIDS 患者（people living with HIV/AIDS，PLWH）免疫功能缺陷，常合并心血管疾病、肺部疾病、肿瘤、糖尿病、高血压等合并症，可能感染 2019-nCoV 的风险更高，感染后发生严重疾病的风险更高。也有研究认为，HIV 感染不会增加 HIV 感染者 /AIDS 患者发生 COVID-19 的概率；对于抗病毒治疗（ART）有效的 PLWH，HIV 感染并不是发生 COVID-19 严重不良事件的危险因素，甚至可降低发生 COVID-19 的概率。目前，尚不清楚 HIV 控制不佳的人群感染 2019-nCoV 是否病情更严重及预后更差。虽然目前 PLWH 合并 COVID-19 的研究数据有限，但是更多的研究数据认为 COVID-19 对 PLWH 存在重大影响，是 PLWH 的一种健康负担。

3. 艾滋病抗病毒药物对新冠病毒有治疗作用吗？

HIV 感染者平时服用的免疫抑制剂或定期使用的抗逆转录病毒药物，如蛋白酶抑制剂、核苷类反转录酶抑制剂（NRTI）或非核苷类反转录酶抑制剂（NNRTI），可能会改变该人群感染 SARS-CoV-2 的风险和临床表现。对于这一问题，来自西班牙的科研团队提供了详尽的数据，描述了 HIV 感染者 COVID-19 的感染率，以及 HIV 感染者的 COVID-19 临床特征。

2020 年 5 月 28 日，国际权威学术期刊《柳叶刀 - 艾滋病》（*The Lancet HIV*）刊发了来自西班牙马德里拉蒙·卡哈尔大学医院（Hospital Universitario Ramón y Cajal）的一篇论文 "Description of COVID-19 in HIV-infected individuals：a single-centre，prospective cohort"。在这项研究中，纳入了来自西班牙马德里的拉蒙·卡哈尔

大学医院截至 2020 年 4 月 30 日的 HIV 感染者中疑似或确诊的 COVID-19 患者（年龄 ≥ 18 岁）。先前的研究表明，免疫抑制和 CD4 细胞计数低，或许能保护 HIV 感染者免于 COVID-19 重症患者遭遇的细胞因子风暴。但在调整基线特征后，研究者未发现 HIV 感染者的最低 CD4 细胞计数与 COVID-19 之间存在关联。研究者发现，HIV 感染者不应被视为可免受 SARS-CoV-2 感染或具有较低发生严重疾病的风险。这些数据阐明了免疫抑制在 COVID-19 中的作用，并提示在 SARS-CoV-2 感染时，CD4 细胞计数低的 HIV 感染个体发生并发症的风险较高。尽管本研究队列规模很小。

4. 新冠疫苗有几类？

目前全球新冠疫苗的研发有数百家单位，主要包括灭活疫苗、载体疫苗（包括腺病毒载体、减毒流感病毒载体）、核酸疫苗（mRNA 疫苗、DNA 疫苗）、重组蛋白疫苗。

（1）灭活疫苗：灭活疫苗是最传统的经典技术路线，即在体外培养新冠病毒，然后将其灭活，使之没有毒性，但这些病毒的"尸体"仍能刺激人体产生抗体，使免疫细胞记住病毒的模样。灭活疫苗的优点是制备方法简单快速，安全性比较高，它是应对急性疾病传播通常采用的手段。灭活疫苗很常见，我国常用的乙肝疫苗、脊髓灰质炎灭活疫苗、流行性乙型脑炎灭活疫苗、百白破疫苗等都是灭活疫苗。但灭活疫苗也有缺点，如接种剂量大、免疫期短、免疫途径单一等，而它最可怕的缺点是有时候会造成抗体依赖增强效应

（antibody-dependent enhancement，ADE），使病毒感染加重，这是一种会导致疫苗研发失败的严重不良反应。

（2）载体疫苗：

1）腺病毒载体疫苗：用经过改造后无害的腺病毒作为载体，装入新冠病毒的 S 蛋白基因，制成腺病毒载体疫苗，刺激人体产生抗体。腺病毒载体疫苗的优点是安全、高效、引发的不良反应少。这种疫苗也有缺点，重组病毒载体疫苗研发需要考虑如何克服"预存免疫"。以进入临床试验的重组新冠疫苗为例，该疫苗以 5 型腺病毒作载体，但绝大多数人成长过程中曾感染过 5 型腺病毒，体内可能存在能中和腺病毒载体的抗体，从而可能攻击载体、降低疫苗效果。也就是说，疫苗的安全性高，但有效性可能不足。

2）减毒流感病毒载体疫苗：用已批准上市的减毒流感病毒疫苗作为载体，携带新冠病毒的 S 蛋白，共同刺激人体产生针对两种病毒的抗体。简单地说，这种疫苗就是低毒性流感病毒戴上新冠病毒 S 蛋白"帽子"后形成的融合病毒，可以一石二鸟，既能防流感又能防新型冠状病毒肺炎（简称新冠肺炎）。在新冠肺炎与流感流行重叠时，其临床意义非常大。由于减毒流感病毒容易感染鼻腔，所以这种疫苗仅通过滴鼻的方式就可以完成疫苗接种。

（3）核酸疫苗：核酸疫苗包括 mRNA 疫苗和 DNA 疫苗，是将编码 S 蛋白的基因，mRNA 或者 DNA 直接注入人体，利用人体细胞在人体内合成 S 蛋白，刺激人体产生抗体。通俗地说，相当于把一份记录详细的病毒档案交给人体的免疫系统。核酸疫苗的优点：研制时不需要合成蛋白质或病毒，流程简单，安全性相对比较高。

缺点：无成功先例，多数国家无法大规模生产，可能因价格较贵而难以普及低收入国家。

（4）重组蛋白疫苗：重组蛋白疫苗，也称基因工程重组亚单位疫苗。它是通过基因工程方法，大量生产新型冠状病毒（简称"新冠病毒"）最有可能作为抗原的 S 蛋白，把它注射到人体，刺激人体产生抗体。相当于不生产完整病毒，而是单独生产很多新冠病毒的关键部件"钥匙"，将其交给人体的免疫系统认识。重组亚单位疫苗的优点是安全、高效、可规模化生产。这条路线有成功先例，比较成功的基因工程亚单位疫苗是乙型肝炎表面抗原疫苗。缺点是需要找到一个好的表达系统，这很困难。它的抗原性受到所选用表达系统的影响，因此在制备疫苗时就需对表达系统进行谨慎选择。

5. 新冠疫苗安全吗？

我国广泛应用的是全病毒灭活疫苗，系通过化学等方法使新冠病毒失去感染性和复制力，同时保留能引起人体免疫应答的活性而制备的疫苗。灭活疫苗的优势是传统经典的疫苗制备方式，属于成熟、可靠、经典的疫苗研发手段。相对于其他技术路线而言，灭活疫苗研发平台成熟、生产工艺稳定、质量标准可控、保护效果良好，研发速度快，且易于规模化生产，具有国际通行的安全性和有效性评判标准。

目前没有证据显示，HIV 感染者接种新冠病毒疫苗的安全性与 HIV 阴性人群有差异。国内使用的是国药集团中国生物北京生物制品研究所有限责任公司（北京所）、武汉生物制品研究所有限责任公司（武汉所）和北京科兴中维生物技术有限公司（科兴中维）生产的灭活的新冠病毒疫苗，迄今的临床试验数据显示，中国新冠疫苗具有较好的安全性和有效性。英国 HIV 协会的 HIV 阳性成年人疫苗指南指出，HIV 阳性人群中使用灭活病毒疫苗是安全的。实际上，HIV 阳性成年人可以接种的流行性感冒病毒、甲肝病毒和脊髓灰质炎病毒疫苗均为灭活病毒疫苗。此外，英国和美国获批使用的辉瑞和 Moderna 公司的 mRNA 新冠病毒疫苗，目前未显示出 HIV 感染者使用可能不安全。两个公司已经公布的数据中，其Ⅲ期临床试验分别招募了 4 万和 3 万多人，分别包括了 196 个和 159 个 HIV 感染者。辉瑞公司称 HIV 感染者接种其疫苗的安全性将另外公布，而 Moderna 公司没有提及任何 HIV 感染者接种疫苗的安全性问题。

6. HIV 感染者能打新冠疫苗吗？

灭活疫苗对于 HIV 感染者而言是可以打的。灭活疫苗是科学家把毒株分离出来，分离有严格的要求，就像人们选种子一样，先把一些传染性较强的病毒筛选出来后再进行培育繁殖，等到一定程度，就要把这个活病毒里面具有传染性和复制能力比较强的那部分杀死掉，剔除糟粕取其精华；而把具有能够刺激人体产生免疫应答的那一部分给留下来，能给人体筑一道防御战线。

如果 HIV 感染者 CD4 细胞计数小于 50，或者有机会性感染发作，建议暂缓接种新冠疫苗。如果 CD4 细胞计数大于 50，没有急性感染发作，可以接种新冠疫苗。HIV 感染者建议最好接种灭活疫苗。具体疫苗接种事宜以疫苗说明书为准。

7. 化验新冠病毒核酸能查出艾滋病吗？

不能。新冠病毒核酸检测试剂盒是检测新冠病毒的，不检测艾滋病病毒。这不仅是两种疾病，也是两个不相关的检查方法，所以新冠病毒核酸检测不可能查出 HIV。

8. HIV 感染者如何预防感染新冠病毒？

（1）保持适当的社交距离。

（2）做好个人防护措施，保持良好的呼吸卫生习惯，外出时佩戴口罩，勤洗手，保持手部卫生，用含有乙醇成分的洗手液清洁双手。

（3）保持健康生活方式，均衡饮食、保证充足睡眠、尽可能减少压力。

（4）坚持抗病毒治疗，保持免疫系统健康。

（5）避免使用毒品、滥交等危险行为。

（6）采取积极的预防措施，如使用避孕套、清洁针具或采取暴露前预防（PrEP）。

（7）不信谣、不传谣，从官方渠道了解新冠肺炎和艾滋病防治的最新消息。

9. 新冠肺炎流行期间，医院就诊不便，可以暂停艾滋病抗病毒药物吗？

不能。艾滋病的治疗需要终身服药，切不可自行停药，以及漏服、错服等不规律服药等。暂停 HIV 抗病毒药物会导致 HIV 病毒载量反弹，甚至 HIV 耐药，引起 CD4 细胞计数下降，有可能发生机会性感染，导致艾滋病发病。

目前已有预测模型显示：在 2020—2021 年 ART 中断 6 个月可导致撒哈拉以南非洲地区大约 50 万（47.1 万 ~ 67.3 万）人发生艾滋病相关原因（包括肺结核）的死亡，所以绝对不能停药。

10. 注射新冠疫苗以后有什么注意事项？

根据国务院应对新型冠状病毒感染的肺炎疫情联防联控工作机制召开新闻发布会公布，新冠疫苗接种后常见的不良反应主要包括以下几方面：头痛发热，还有接种部位局部的红晕或者出现了硬块，另外还有一些人有咳嗽、食欲不振、呕吐、腹泻这样一些常见的不良反应。

所以接种完成后，需现场留观 30 分钟，发生问题可及时处理，现场工作人员会告知受种者接种新冠疫苗常见不良反应、注意事项、后续健康状况观察、处置建议，以及联系方式等；接种当日注射部位保持干燥并注意个人卫生，适当安排休息；接种后一周内避免接触个人既往已知过敏物及常见致敏原，尽量不饮酒、不进食辛辣刺激或海鲜类食物，建议清淡饮食、多喝水；回家后出现了不良反应相关症状，报告接种点工作人员，必要时及时就医。

11. 接种了流感疫苗以后还能接种新冠疫苗吗？

可以接种。

中国疾病预防控制中心生物安全首席专家武桂珍称，注射流感疫苗和注射新冠疫苗完全不冲突，两者预防的也是两种不同的疾病。流感疫苗对预防流感有效益，新冠疫苗对预防新冠肺炎有效益。而且如果打了流感疫苗，避免了流感，更易保持健康，也不会因为患流感而发热等，在现在这种背景下去发热门诊内心压力小，对医疗机构的冲击也小。但是流感疫苗和新冠疫苗预防的完全是两种疾病。所以大家不要觉得打了一种疫苗就可以不接种另外一种，这两种疫苗既不冲突也没有任何交集。

但是，不建议与其他疫苗同时接种。对于新冠疫苗这个疫苗家族新成员，我们建议在接种时间上最好能与其他疫苗分开，相隔至少两周以上，尽量减少非预期的相互影响，同时也需要密切观察接种后的反应。

12. 接种新冠疫苗后，核酸检测会呈阳性吗？

不会。

核酸检测的是新冠病毒的遗传物质，不是新冠病毒抗体，疫苗为灭活疫苗，是一种"被杀死"的病原微生物，已完全失去感染性和复制力，故接种后不会导致患新冠肺炎，也不会因接种疫苗使新冠病毒核酸检测呈阳性。

（李爱新　马　萍　王　辉）

二十一、附录

1. 抗 HIV 药物 FDA 妊娠安全性分级

对妊娠期孕妇用药的药品安全性分类参照美国食品和药品监督管理局制订的标准，将药品的安全性分为 A、B、C、D 和 X 五级。现将五个等级分类标准叙述如下：

A 类：在有对照组的早期妊娠妇女中未显示对胎儿有危险（并在中、晚期妊娠中亦无危险的证据），可能对胎儿的伤害极小。

B 类：在动物生殖试验中并未显示对胎儿的危险，但无孕妇的对照组，或对动物生殖试验显示有副作用（较不育为轻），但在早孕妇女的对照组中并不能肯定其副作用（并在中、晚期妊娠亦无危险的证据）。

C 类：在动物的研究中证实对胎儿有副作用（致畸或使胚胎致

死或其他），但在妇女中无对照组或在妇女和动物研究中无可以利用的资料。药物仅在权衡对胎儿的利大于弊时给予。

D 类：对人类胎儿的危险有确定的证据，对孕妇应用时需权衡利弊，只有利大于弊对情况下才能应用（如对生命垂危或疾病严重而无法应用较安全的药物或药物无效）。

X 类：动物或人的研究中已证实可使胎儿异常，或基于人类的经验知其对胎儿有危险，对人或对两者均有害，而且该药物对孕妇的应用，其危险明显地大于任何有益之处。该药禁用于已妊娠或将妊娠的妇女。

抗 HIV 药物 FDA 妊娠安全性分级见表 21-1 至表 21-6。

表 21-1　核苷类反转录酶抑制剂

英文名	中文名	简略名	注册名	妊娠安全性分级
Zidovudine	齐多夫定	AZT 或 ZDV	Retrovir	C 级
Lamivudine	拉米夫定	3TC	Epivir	C 级
Abacavir	阿巴卡韦	ABC	Ziagen	C 级
Tenofovir	替诺福韦	TDF	Viread	B 级
Emtricitabine	恩曲他滨	FTC	Emtrira	B 级

表 21-2　非核苷类反转录酶抑制剂

英文名	中文名	简略名	注册名	妊娠安全性分级
Efavirenz	依非韦伦	EFV	Stocrine	D 级
Nevirapine	奈韦拉平	NVP	Viramune	B 级
Doravirine	多拉韦林	DOR	Pifeltro	B 级

表 21-3　蛋白酶抑制酶

英文名	中文名	简略名	注册名	妊娠安全性分级
Ritonavir	利托那韦	RTV	Norvir	B 级
Darunavir	达芦那韦	DRV	Prezista	B 级
Atazanavir	阿托那韦	ATV	Reyatas	B 级
Lopinavir/Ritonavir	洛匹那韦 / 利托那韦	LPV/r	Kaletra	C 级

表 21-4　融合抑制剂

英文名	中文名	简略名	注册名	妊娠安全性分级
Enfuvirtide	恩夫韦肽	EFV	Fuzeow	B 级

表 21-5　整合酶抑制剂

英文名	中文名	简略名	注册名	妊娠安全性分级
Raltegravir	拉替拉韦	RAL	Isentress	C 级
Dolutegravir	多替拉韦	DTG	Tivicay	B 级
Elvitegravir	艾维雷韦	EVG	Genvoya（EVG/Cobi/FTC/TAF，合剂）	B 级
Bictegravir	比克替拉韦	BIC	Biktarvy（BIC/FTC/TAF，合剂）	B 级

表 21-6　辅助受体抑制剂

英文名	中文名	简略名	注册名	妊娠安全性分级
Maraviroc	马拉韦罗	MAC	Selzentry	B 级

2. 抗 HIV 药物介绍

见表 21-7 至表 21-13。

表 21-7　核苷类和核苷酸类反转录酶抑制剂（NRTI）

通用名	剂型	成人推荐剂量	食物效应	不良反应
齐多夫定（AZT、ZDV）	100mg 胶囊，300mg 片剂，10mg/ml 口服液	300mg，每日 2 次	服药与进食无关	· 骨髓抑制:贫血或中性粒细胞减少症 · 恶心、呕吐、头痛、失眠、乏力 · 乳酸酸中毒或严重肝肿大伴肝脂肪变性(很少发生,但有可能危及生命) · 高脂血症 · 胰岛素抵抗 / 糖尿病 · 肌病 · 脂肪萎缩
拉米夫定（3TC）	150mg 和 300mg 片剂或 10mg/ml 口服液	300mg，每日 1 次；或150mg，每日 2 次	服药与进食无关	· 不良反应较小 · HBV 合并感染 HIV 感染者停用 3TC 时有可能出现肝炎的急性加重
替诺福韦（TDF）	300mg 片剂	300mg，每日 1 次	服药与进食无关	· 肾功能不全、Fanconi 综合征、远端肾小管病变(由于肾毒性而停用 TDF 的比例大约为 2%,严重性肾功能不良事件的发生率为 0.5%,Fanconi 综合征 <0.1%) · 骨质疏松、骨密度下降(发生率约 28%)

通用名	剂型	成人推荐剂量	食物效应	不良反应
替诺福韦（TDF）				· HBV 合并感染 HIV 感染者停用 TDF 时有可能出现肝炎的急性加重 · 乏力,头痛、恶心、呕吐、胃肠胀气
阿巴卡韦（ABC）	300mg 片剂,20mg/ml 口服液	300mg,每日 2 次；600mg,每日 1 次	服药与进食无关	· 超敏反应:HLA-B*5701 阳性的 HIV 感染者出现超敏反应的风险最高。(国外研究显示发生率 5% ~ 8%,国人的 HLA-B*5701 阳性率低于国外研究,所以 ABC 超敏反应发生率有可能低于国外研究) · 超敏反应的症状包括:发热、恶心、呕吐、腹泻、腹痛、不适、乏力、呼吸系统症状如咽痛、咳嗽、气短等 · 曾经出现过超敏反应的 HIV 感染者不推荐再次使用 ABC · 某些队列研究显示近期或正在使用 ABC 增加心肌梗死的风险,但其他一些研究并不支持这一结论
丙酚替诺福韦（TAF）	F/TAF 200/10mg 或 200/25mg 剂型	每次 1 片,每日 1 次,口服	随食物或单独服用均可	· 腹泻 · 恶心 · 头痛

通用名	剂型	成人推荐剂量	食物效应	不良反应
恩曲他滨（FTC）	200mg 胶囊或 10mg/ml 口服液	胶囊每次200mg，每日 1 次；口服液每次 240mg（24ml），每日 1 次	服药与进食无关	· 不良反应较小 · 皮肤褪色（非高加索HIV 感染者手掌、足底出现色素沉着） · HBV 合并 HIV 感染者停用 FTC 时有可能出现肝炎的急性加重

表 21-8 非核苷类反转录酶抑制剂（NNRTI）

通用名	剂型	成人推荐剂量	食物效应	不良反应
依非韦伦（EFV）	50mg、200mg、600mg 片剂	每日 600mg，空腹口服，睡前空腹服用较好	高脂肪/高热量食物可提高片剂药物血浆峰浓度 79%	· 皮疹发生率 26%（其中18% 被认为与治疗有关，严重皮疹不超过 1%） · 中枢神经系统症状中重度神经系统症状 19.4%（其中 2.0% 为重度症状） · 转氨酶水平增高 ALT或 AST 升高到正常上限5 倍以上的发生率 3% · 高脂血症 · 大麻和苯二氮草筛查试验假阳性 · 在猴子产生致畸作用，对人类孕期前 3 个月也有致畸可能

通用名	剂型	成人推荐剂量	食物效应	不良反应
奈韦拉平（NVP）	200mg 片剂或 10mg/ml 口服液	200mg 每日 1 次，共 14 日；然后 200mg，每日 2 次	服药与进食无关	· 皮疹，包括 Stevens-Johnson 综合征皮疹发生率约 50% · 症状性肝炎（包括致死性肝坏死）曾有报告
利匹韦林（RPV）	25mg，片剂	每次 25mg，每日 1 次服药	与食物同服	· 皮疹（中等强度以上 ≥ 2 级的发生率 3%） · 神经系统疾病：头痛 · 精神性疾病：抑郁类障碍失眠 · 肝脏毒性
多拉韦林（DOR）	100mg，片剂	10mg，每日 1 次服药	服药与进食无关	· 恶心 · 头晕 · 噩梦

表 21-9 蛋白酶抑制剂（PI）

通用名	剂型	成人推荐剂量	食物效应	不良反应
洛匹那韦利托那韦（LPV/r）	大片剂：每片含 LPV 200mg + RTV 50mg；小片剂：每片含 LPV 100mg + RTV 25mg；口服液：每 5ml 含 LPV 400mg +	LPV 400mg + 利托那韦(RTV) 100mg，(2 片或 5ml) 每日 2 次或 LPV 800mg + RTV 200mg (4 片) 每日 1 次（初治患者）与奈韦拉平或依非韦伦联用的 HIV 感染者：	与进食无关	· 胃肠不耐受、恶心、呕吐、腹泻 · 胰腺炎 · 衰弱 · 高脂血症(尤其甘油三酯) · 血清转氨酶升高 · 高血糖 · 胰岛素抵抗 / 糖尿病 · 脂肪异常分布 · 血友病 HIV 感染者有可能增加出血频率

通用名	剂型	成人推荐剂量	食物效应	不良反应
洛匹那韦利托那韦（LPV/r）	RTV 100mg（口服液含42% 的乙醇）	LPV 500mg + RTV 125mg（2 片大片剂 +1 片小片剂），每日 2 次		· PR 间期延长 · QT 间期延长和尖端扭转型室性心动过速也有报道，但与药物的因果关系尚不能确定
达芦那韦（DRV）	300mg 片剂	初治 HIV 感染者或虽为经治，但没有 DRV 耐药位点的 HIV 感染者：DRV 每次 800mg 和 RTV 100mg，每日 1 次有一个或一个以上 DRV 耐药位点的经治 HIV 感染者：DRV 每次 600mg 和 RTV 100mg，每日 2 次	和食物同服能增加 AUC 和 C_{max} 30%。食物中热量和脂肪含量对药物无显著影响	· 皮疹：Stevens-Johnson 综合征、急性泛发性发疹性脓疱病、中毒性表皮坏死松解症、多形红斑均有报道 · 肝毒性，血清转氨酶升高 · 恶心、呕吐、腹泻 · 头痛 · 高脂血症（尤其甘油三酯） · 高血糖 · 血清肌酐增高（与 COBI 作为激动剂时） · 脂肪分布不均
阿扎那韦（ATV）	100mg、150mg、200mg、300mg 胶囊	初治 HIV 感染者：300mg ATV+100mg RTV），每日 1 次；初治 HIV 感染者若与 EFV 联用：400mg ATV+100mg RTV，每日 1 次（该联合方案不推荐用于经治感染者）	和食物同时服用可以增加生物利用度，避免与抑酸剂同时服用	· 可引起间接胆红素升高 · 有些 HIV 感染者可以引起 PR 间期延长、有症状的 I 度房室传导阻滞；慎用于房室传导功能障碍的 HIV 感染者，或者同时服用可以引起房室传导功能异常的药物 · 高血糖 · 脂肪分布不均 · 胆石症，肾结石

通用名	剂型	成人推荐剂量	食物效应	不良反应
阿扎那韦 （ATV）				· 转氨酶升高 · 肾功能不全 · 高脂血症（与RTV联用时） · 有可能增加血友病HIV感染者的出血概率 · 皮疹

表 21-10　整合酶抑制剂

通用名	剂型	成人推荐剂量	食物效应	不良反应
多替拉韦 （DTG）	50mg 片剂	每次 50mg，每日1次（当与EFV、FPV/r、TPV/r、利福平合用时，或对整合酶抑制剂临床可疑耐药时每日2次）	与进食无关	· 超敏反应（<1%）：包括皮疹，全身症状及器官功能损伤（包括肝损伤） · 失眠（最常见，≥2%） · 头痛（最常见，≥2%） · 其他：降低肾小管分泌肌酐，但不影响肾小球功能；在整合酶抑制剂中具有较高的耐药屏障
拉替拉韦 （RAL）	400mg 片剂	每次 400mg，每日2次；与利福平合用时，800mg，每日2次	服药与进食无关	· 皮疹：包括Stevens-Johnson综合征、超敏反应、中毒性表皮坏死松解症 · 恶心、头痛 · 腹泻、乏力

通用名	剂型	成人推荐剂量	食物效应	不良反应
拉替拉韦 （RAL）				· 瘙痒 · 便秘 · 出汗 · 肌酸磷酸激酶（CPK）升高、肌无力、横纹肌溶解 · 失眠
艾维雷韦 （EVG）	150mg 片剂，单片复方制剂（E/C/F/TAF）	每次1片，每日1次	随食物服用	· 恶心（最常见） · 腹泻（最常见） · 头痛（最常见） · 其他:降低肾小管分泌肌酐,但不影响肾小球功能
比克替拉韦（BIC）	50mg 片剂，单片复方制剂（B/F/TAF）	每次1片，每日1次	可随食物或不随食物服用	· 头痛（最常见） · 腹泻（最常见） · 恶心（最常见） · 其他:降低肾小管分泌肌酐,但不影响肾小球功能;在整合酶抑制剂中具有较高的耐药屏障

表 21-11　辅助受体拮抗剂

通用名	剂型	成人推荐剂量	食物效应	不良反应
马拉韦罗 （MVC）	150mg、300mg 片剂	与具有强 CYP3A 抑制作用的 PI（TPV/r 除外）、DLV 联用时，每次 150mg,每日 2 次;	与高脂食物同服可使其 C_{max} 及 AUC 下降33%	· 恶心、呕吐、腹痛 · 头晕、嗜睡 · 感觉异常

通用名	剂型	成人推荐剂量	食物效应	不良反应
马拉韦罗 （MVC）		与 NRTI、TPV/r、NVP,以及其他非强CYP3A 抑制剂和诱导剂联用时,每次300mg,每日 2 次; 与 CYP3A 诱导剂如 EFV 联用时,每次 600mg,每日 2 次		· 便秘 · 皮疹 · 转氨酶升高 · 其他:咳嗽,上消化道感染,直立性低血压

表 21-12　融合抑制剂

通用名	剂型	成人推荐剂量	食物效应	不良反应
恩夫韦肽 （T-20）	90mg 混悬注射液	每次 90mg,每日 2 次,上 臂、前大腿、腹部皮下注射	与进食无关	· 注射局部反应:疼痛、硬结、瘙痒等 · 细菌性肺炎 · 过敏反应(<1%)

表 21-13　复合制剂

通用名	剂型	成人推荐剂量	食物效应	不良反应
比克替拉韦＋恩曲他滨＋丙酚替诺福韦 （BIC＋FTC＋TAF）	50mg BIC＋200mg FTC＋25mg TAF	每次 1 片,每日 1 次	可随食物或不 随 食 物服用	· 头痛(最常见) · 腹泻(最常见) · 恶心(最常见) · 其他:降低肾小管分泌肌酐,但不影响肾小球功能

通用名	剂型	成人推荐剂量	食物效应	不良反应
艾维雷韦+考比司他+恩曲他滨+丙酚替诺福韦（EVG+COBI+FTC+TAF）	150mg EVG+150mg Cobi+200mg FTC+10mg TAF	每次1片，每日1次	随食物服用	·恶心(最常见) ·腹泻(最常见) ·头痛(最常见) ·其他:降低肾小管分泌肌酐,但不影响肾小球功能
齐多夫定+拉米夫定（AZT+3TC）	150mg 3TC+300mg AZT片剂	每次1片，每日2次	服药与进食无关	参见单药
阿巴卡韦+齐多夫定+拉米夫定（ABC+AZT+3TC）	300mg ABC+300mg AZT+150mg 3TC片剂	每次1片，每日2次	服药与进食无关	参见单药
阿巴卡韦+拉米夫定(ABC+3TC)	600mgABC+300mg3TC片剂	每次1片，每日1次	服药与进食无关	参见单药
替诺福韦+恩曲他滨(TDF+FTC)	300mg TDF+200mg FTC片剂	每次1片，每日1次	使用时不需考虑与食物的相互作用	参见单药
替诺福韦+恩曲他滨+利匹韦林（TDF+FTC+RPV）	200mg FTC+25mg RPV+300mg TDF片剂	每次1片，每日1次	随餐口服	参见单药
阿巴卡韦+拉米夫定+多替拉韦（ABC+3TC+DTG）	600mg ABC+300mg 3TC+50mg DTG片剂	每次1片，每日1次	服药与进食无关	参见单药

3. 儿童抗 HIV 药物剂量表

表 21-14　儿童抗 HIV 药物剂量表

体重范围 (kg)	阿巴卡韦 (ABC)	齐多夫定 (AZT)	拉米夫定 (3TC)	依非韦伦(EFV)	奈韦拉平 (NVP)	洛匹那韦/ 利托那韦 (LPV/r)
	剂量： 8mg/ (kg·次)， 每日 2 次	剂量：180 ~ 240mg/ (m²·次)， 每日 2 次	剂量：4 ~ 6mg/ (kg·次)， 每日 2 次	剂量：每 日 1 次 (>3 岁)	剂量： 150mg/ (m²·次)， 每日 2 次	剂量：(300/ 75mg)/(m²· 次)，每日 2 次
	剂型： 20mg/ml 口服液； 300mg 片剂	剂型：10mg/ ml 口服液； 100mg 胶囊； 300mg 片剂	剂型： 10mg/ml 口服液； 150mg 片 剂	剂型： 50mg、 200mg 胶囊， 600mg 片剂	剂型： 10mg/ml 口服液， 200mg 片 剂	剂型： (80/20mg)/ ml 口服液， 200/50mg 片剂， 100/25mg 片剂
3 ~ 3.9	3ml	6ml	3ml	体重 < 10kg 的 剂量还 未确定	5ml	1ml
4 ~ 4.9						
5 ~ 5.9						
6 ~ 7.9	4ml	9ml	4ml		8ml	1.5ml

8 ~ 8.9						
9 ~ 9.9						
10 ~ 10.9 11 ~ 11.9 12 ~ 13.9	6m	12ml 或 100mg 胶囊剂	6ml	200mg 胶囊	10ml 或 100mg 片剂	2ml 或 100/25mg 片剂: 2 片 a.m., 1 片 p.m.
14 ~ 16.9 17 ~ 19.9	8ml 或 150mg 片剂	200mg 胶囊剂 a.m., 100mg 胶囊剂 p.m. 或 150mg 片剂	8ml 或 75mg 片剂	200mg 胶囊剂 + 50mg 胶囊剂	200mg 片剂 a.m., 100mg 片剂 p.m.	2.5ml 或 100/25mg 片剂 2 片 或 200/50mg 片剂 1 片
20 ~ 24.9	10ml 或 300mg 片剂 a.m., 150mg 片剂 p.m.	200mg 胶囊剂 或 300mg 片剂 a.m., 150mg 片剂 p.m.	10ml 或 150mg 片剂 a.m., 75mg 片剂 p.m.	200mg 胶囊剂 + 2个 50mg 胶囊剂	200mg 片剂 a.m., 100mg 片剂 p.m.	3ml 或 100/25mg 片剂 3 片 a.m., 2 片 p.m. 或 200/50mg 片剂 1 片
25 ~ 29.9	300mg 片剂	200mg 胶囊剂 或 300mg 片剂	150mg 片剂	200mg 胶囊剂 + 3×50mg 胶囊剂	200mg 片剂	3.5ml/ 或 200/50mg 片剂 2 片 a.m., 1 片 p.m.

4. 抗 HIV 药物与其他药物的相互作用

见表 21-15 至表 21-27。

表 21-15　抗 HIV 药物与 CYP450 酶的关系

药物	底物	抑制剂	诱导物
非核苷反转录酶抑制剂			
依非韦伦	2B6(主要),2A6,3A4	2C9,2C19	3A4,2B6
依曲韦林	3A4,2C9,2C19	2C9,2C19	3A4
奈韦拉平	3A4,2B6		3A4,2B6
利匹韦林	3A4		
多拉韦林	3A4,3A5		
蛋白酶抑制剂			
阿扎那韦	3A4	3A4,2C8(弱)	
福沙那韦	3A4	3A4(体外)	3A4(弱,体外)
达芦那韦	3A4	3A4	
洛匹那韦 / 利托那韦	3A4	3A4	
沙奎那韦	3A4	3A4	
替拉那韦	3A4	2D6	34A,1A2,2C19
整合酶抑制剂			
艾维雷韦	3A4		
拉替拉韦			
多替拉韦	3A4		

药物	底物	抑制剂	诱导物
比克替拉韦	3A4		
CCR 抑制剂			
马拉韦罗	3A4		
增效剂			
考比司他	3A4	3A4,2D6	
利托那韦	3A4,2D6	3A4,2D6	1A2,2C8,2C9

表 21-16 影响胃酸的药物和 ARV 之间的相互作用

酸性还原剂	抗逆转录病毒抑制剂	剂量推荐
抗酸药	阿扎那韦 ± 利托那韦	· 在抗酸药使用 2 小时前或 1 ~ 2 小时后使用阿扎那韦
	福沙那韦 （无数据支持福沙那韦 / 利托那韦）	· 同时使用或在抗酸药使用 2 小时前或 1 小时后使用福沙那韦 / 利托那韦
	替拉那韦 / 利托那韦	· 在抗酸药使用 2 小时前或 1 小时后使用替拉那韦
	利匹韦林	· 在抗酸药使用 4 小时前或 2 小时后使用利匹韦林
	恩曲他滨 / 利匹韦林 / 替诺福韦	· 在抗酸药使用 4 小时前或 2 小时后使用恩曲他滨 / 利匹韦林 / 替诺福韦
	恩曲他滨 / 利匹韦林 / 丙酚替诺福韦	· 在抗酸药使用 4 小时前或 2 小时后使用恩曲他滨 / 利匹韦林 / 丙酚替诺福韦

酸性还原剂	抗逆转录病毒抑制剂	剂量推荐
抗酸药	考比司他／艾维雷韦／恩曲他滨／替诺福韦	· 使用含有铝、镁或钙的抗酸药至少间隔 2 小时使用考比司他／艾维雷韦／恩曲他滨／替诺福韦
	考比司他／艾维雷韦／恩曲他滨／丙酚替诺福韦	· 使用含有铝、镁或钙的抗酸药至少间隔 2 小时使用考比司他／艾维雷韦／恩曲他滨／丙酚替诺福韦
	拉替拉韦	· 拉替拉韦，无论是 400mg，每日 2 次还是 1 200mg，每日 1 次，均不推荐与含有铝或镁的抗酸药联合使用 · 拉替拉韦 400mg，每日 2 次与含钙抗酸药联合使用时无须调整剂量，然而不推荐 1 200mg，每日 1 次与含钙抗酸药联合使用
	多替拉韦	· 在含有铝、镁或钙的抗酸药使用 2 小时前或 6 小时后使用多替拉韦
	阿巴卡韦／多替拉韦／拉米夫定	· 在含有铝、镁或钙的抗酸药使用 2 小时前或 6 小时后使用阿巴卡韦／多替拉韦／拉米夫定
	阿扎那韦／考比司他	· 在抗酸药使用 2 小时前或 2 小时后使用阿扎那韦／考比司他
	多拉韦林	· 无明显药物相互作用
	比克替拉韦／恩曲他滨／丙酚替诺福韦	· 在含镁和／或铝的抗酸剂给药前至少 2 小时服用或在给药后 2 小时随食物服用
H_2 受体拮抗剂	阿扎那韦	· 在初治患者中，单剂量 H_2 受体拮抗剂不应超过相当于法莫替丁 20mg 的剂量或总剂量相当于法莫替丁 20mg、每日 2 次的剂量

酸性还原剂	抗逆转录病毒抑制剂	剂量推荐
H$_2$ 受体拮抗剂	阿扎那韦	· 在已有 PI 类药物经治患者中,法莫替丁不应与无增效剂的阿扎那韦一同使用 · 在使用 H$_2$ 受体拮抗剂 2 小时前和 / 或至少 10 小时后使用阿扎那韦 400mg、每日 1 次
	阿扎那韦 / 利托那韦	· H$_2$ 受体拮抗剂的剂量在初治患者中不应超过相当于法莫替丁 40mg、每日 2 次的剂量,在经治患者中不应超过相当于法莫替丁 20mg、每日 2 次的剂量 · 与 H$_2$ 受体拮抗剂同时使用和 / 或在使用 H$_2$ 受体拮抗剂至少 10 小时后使用阿扎那韦 / 利托那韦 300/100mg、每日 1 次 · 在经治患者中,若替诺福韦联合 H$_2$ 受体拮抗剂,则增加阿扎那韦 / 利托那韦的剂量到 400/100mg、每日 1 次
	福沙那韦	· 在使用 H$_2$ 受体拮抗剂 2 小时前使用福沙那韦 · 考虑使用增效剂利托那韦
	利匹韦林	· 在使用 H$_2$ 受体拮抗剂 4 小时前或 12 小时后使用利匹韦林
	多拉韦林	· 无须调整剂量
	恩曲他滨 / 利匹韦林 / 替诺福韦	· 在使用 H$_2$ 受体拮抗剂 4 小时前或 12 小时后使用恩曲他滨 / 利匹韦林 / 替诺福韦
	恩曲他滨 / 利匹韦林 / 丙酚替诺福韦	· 在使用 H$_2$ 受体拮抗剂 4 小时前或 12 小时后使用恩曲他滨 / 利匹韦林 / 丙酚替诺福韦

酸性还原剂	抗逆转录病毒抑制剂	剂量推荐
H₂ 受 体 拮 抗剂	考比司他 / 艾维雷韦 / 恩曲他滨 / 替诺福韦	· 无须调整
	考比司他 / 艾维雷韦 / 恩曲他滨 / 丙酚替诺福韦	· 无须调整
	拉替拉韦	· 拉替拉韦,无论 400mg、每日 2 次还是 1 200mg、每日 1 次均无须调整剂量
	多替拉韦	· 无须调整
	阿扎那韦 / 考比司他	· 与 H₂ 受体拮抗剂同时使用或使用 10 小时后使用阿扎那韦 / 考比司他 · H₂ 受体拮抗剂的剂量在初治患者中不应超过相当于法莫替丁 40mg、每日 2 次的剂量,在经治患者中不应超过相当于法莫替丁 20mg、每日 2 次的剂量 · 在经治患者中,使用替诺福韦联合 H₂ 受体拮抗剂,则增加阿扎那韦 / 考比司他的剂量到 400/150mg、每日 1 次
	达芦那韦 / 利托那韦 达芦那韦 / 考比司他 洛匹那韦 / 利托那韦	· 无须调整
	比克替拉韦 / 恩曲他滨 / 丙酚替诺福韦	· 无
质子泵抑制剂（PPI）	阿扎那韦	· 禁忌

酸性还原剂	抗逆转录病毒抑制剂	剂量推荐
质子泵抑制剂（PPI）	阿扎那韦/利托那韦	· 在初治患者中，PPI 的剂量不应超过相当于奥美拉唑 20mg/d 的剂量 · 在经治患者中，使用 PPI 至少 12 小时后给予阿扎那韦/利托那韦 300/100mg、每日 1 次 · 经治患者中禁忌
	奈非那韦	· 禁忌
	利匹韦林	· 禁忌
	恩曲他滨/利匹韦林/替诺福韦	· 禁忌
	恩曲他滨/利匹韦林/丙酚替诺福韦	· 禁忌
	沙奎那韦/利托那韦	· 监测沙奎那韦相关毒性
	替拉那韦/利托那韦	· 不推荐联合使用 · 如果需要联合使用，可能需要基于临床应答来增加 PPI 剂量
	考比司他/艾维雷韦/恩曲他滨/替诺福韦	· 无须调整
	考比司他/艾维雷韦/恩曲他滨/丙酚替诺福韦	· 无须调整
	拉替拉韦	· 拉替拉韦，无论 400mg 每日 2 次，还是 1 200mg、每日 1 次均无须调整剂量
	多替拉韦	· 无须调整

酸性还原剂	抗逆转录病毒抑制剂	剂量推荐
质子泵抑制剂（PPI）	阿扎那韦 / 考比司他	· 在使用 PPI 后至少 12 小时使用阿扎那韦 / 考比司他 · 在初治患者中,PPI 的剂量不应超过相当于奥美拉唑 20mg/d 的剂量 · 在经治患者中,不推荐同时使用阿扎那韦 / 考比司他与 PPI
	达芦那韦 / 考比司他 洛匹那韦 / 利托那韦	· 无须调整
	多拉韦林	· 无须调整
	达芦那韦 / 利托那韦	· 无须调整,但在没有症状缓解的情况下,增加奥美拉唑至 40mg/d

表 21-17 HMG Co-A 还原酶抑制剂和 ARV 之间的相互作用

羟甲基戊二酰辅酶 A（HMG Co-A）还原酶抑制剂	抗逆转录病毒抑制剂	剂量推荐
阿托伐他汀	阿扎那韦 ± 利托那韦 考比司他 / 艾维雷韦 / 恩曲他滨 / 替诺福韦 考比司他 / 艾维雷韦 / 恩曲他滨 / 丙酚替诺福韦	· 以最低可能剂量的阿托伐他汀开始给药,并进行密切监测
	阿扎那韦 / 考比司他	· 不推荐联合用药
	替拉那韦 / 利托那韦	· 避免联合用药
	达芦那韦 / 利托那韦 达芦那韦 / 考比司他 洛匹那韦 / 利托那韦	· 滴定剂量需谨慎;尽可能使用最低剂量 · 监测毒性

羟甲基戊二酰辅酶 A(HMG Co-A)还原酶抑制剂	抗逆转录病毒抑制剂	剂量推荐
阿托伐他汀	福沙那韦 ± 利托那韦 沙奎那韦 / 利托那韦	· DHHS 指南不推荐阿托伐他汀超过 20mg/d
	奈非那韦	· DHHS 指南不推荐阿托伐他汀超过 40mg/d
	依非韦伦 依曲韦林	· 根据血脂水平调整阿托伐他汀的剂量 · 不超过推荐的最大剂量
	奈韦拉平	· 无数据;预计降低阿托伐他汀浓度,根据血脂水平调整阿托伐他汀的剂量 · 不超过推荐的最大剂量
	多拉韦林	· 无影响;无须调整剂量
	利匹韦林 恩曲他滨 / 利匹韦林 / 替诺福韦 恩曲他滨 / 利匹韦林 / 丙酚替诺福韦	· 无影响;无须调整剂量
洛伐他汀	所有 PI 考比司他 / 艾维雷韦 / 恩曲他滨 / 替诺福韦 考比司他 / 艾维雷韦 / 恩曲他滨 / 丙酚替诺福韦	· 禁忌
	依非韦伦	· 无数据
	多拉韦林	· 无须调整剂量

羟甲基戊二酰辅酶 A(HMG Co-A)还原酶抑制剂	抗逆转录病毒抑制剂	剂量推荐
洛伐他汀	依曲韦林 奈韦拉平	· 根据血脂水平调整洛伐他汀的剂量 · 不超过推荐的最大剂量 · 在使用由利托那韦增效的 PI 时避免与依曲韦林或奈韦拉平联合使用
氟伐他汀	依曲韦林 依非韦伦	· 监测氟伐他汀相关毒性 · 可能需要减少氟伐他汀剂量
	奈韦拉平	· 无数据
	多拉韦林	· 无须调整剂量
	PI	· 数据有限;有可能增加氟伐他汀的浓度;使用尽可能低的起始剂量并密切监测
	考比司他 / 艾维雷韦 / 恩曲他滨 / 丙酚替诺福韦	· 无须调整剂量
匹伐他汀	阿扎那韦 ± 利托那韦 达芦那韦 / 利托那韦 洛匹那韦 / 利托那韦 依非韦伦 依曲韦林 奈韦拉平 利匹韦林 多拉韦林	· 无须调整剂量
	考比司他 / 艾维雷韦 / 恩曲他滨 / 替诺福韦考比司他 / 艾维雷韦 / 恩曲他滨 / 丙酚替诺福韦 达芦那韦 / 考比司他	· 无数据 · 谨慎使用

羟甲基戊二酰辅酶 A（HMG Co-A）还原酶抑制剂	抗逆转录病毒抑制剂	剂量推荐
匹伐他汀	利匹韦林 恩曲他滨 / 利匹韦林 / 替诺福韦 恩曲他滨 / 利匹韦林 / 丙酚替诺福韦	· 无数据，但预计没有显著的相互作用 · 无须调整剂量
普伐他汀	阿扎那韦 / 考比司他 达芦那韦 / 考比司他 达芦那韦 / 利托那韦	· 有可能显著增加普伐他汀浓度；使用尽可能低的普伐他汀起始剂量并密切监测
	依非韦伦	· 根据血脂水平调整普伐他汀的剂量 · 不超过推荐的最大剂量
	依曲韦林	· 无影响
	多拉韦林	· 无须调整剂量
	洛匹那韦 / 利托那韦	· 普伐他汀浓度增加；没有推荐的经验性剂量调整
	奈非那韦 沙奎那韦 / 利托那韦	· 普伐他汀浓度降低；没有推荐的经验性剂量调整
	替拉那韦 / 利托那韦 阿扎那韦 福沙那韦 茚地那韦 奈韦拉平 考比司他 / 艾维雷韦 / 恩曲他滨 / 替诺福韦 考比司他 / 艾维雷韦 / 恩曲他滨 / 丙酚替诺福韦	· 无数据 · 无须调整剂量

羟甲基戊二酰辅酶 A（HMG Co-A）还原酶抑制剂	抗逆转录病毒抑制剂	剂量推荐
瑞舒伐他汀	阿扎那韦／利托那韦 阿扎那韦／考比司他	· 尽可能使用最低起始剂量并密切监测 · 限制瑞舒伐他汀剂量小于 20mg/d
	洛匹那韦／利托那韦	· 尽可能使用最低起始剂量并密切监测 · 限制瑞舒伐他汀剂量小于 10mg/d
	替拉那韦／利托那韦	· 无须调整剂量
	达芦那韦／考比司他 达芦那韦／利托那韦	· 尽可能使用最低起始剂量并密切监测
	依非韦伦 奈韦拉平 依曲韦林 多拉韦林	· 无须调整剂量
	考比司他／艾维雷韦／恩曲他滨/TDF 考比司他／艾维雷韦／恩曲他滨／丙酚替诺福韦	· 逐步调整他汀类药物剂量，尽量使用最低剂量 · 无须调整剂量
辛伐他汀	所有 PI 考比司他／艾维雷韦／恩曲他滨/TDF 考比司他／艾维雷韦／恩曲他滨／丙酚替诺福韦	· 禁忌
	多拉韦林	· 无须调整剂量

羟甲基戊二酰辅酶 A(HMG Co-A)还原酶抑制剂	抗逆转录病毒抑制剂	剂量推荐
辛伐他汀	依非韦伦 依曲韦林 奈韦拉平	· 根据血脂水平调整辛伐他汀的剂量 · 不超过推荐的最大剂量 · 在使用利托那韦增效的 PI 时避免与依非韦伦、依曲韦林或奈韦拉平联合使用

表 21-18　抗真菌药物与抗逆转录病毒抑制剂联合使用的临床相互作用

抗真菌药物	抗逆转录病毒抑制剂	剂量推荐
氟康唑	替拉那韦 / 利托那韦	· 氟康唑剂量不超过 200mg/d,因为可能会增加替拉那韦浓度
	所有由考比司他增效的 PI 阿扎那韦 / 利托那韦 达芦那韦 / 利托那韦 茚地那韦 洛匹那韦 / 利托那韦 依非韦伦	· 无须调整剂量
	阿扎那韦 福沙那韦 ± 利托那韦 茚地那韦 / 利托那韦 奈非那韦 沙奎那韦 / 利托那韦	· 未获得数据
	奈韦拉平	· 监测奈韦拉平相关性肝脏毒性 · 推荐采用其他 ARV 替换

抗真菌药物	抗逆转录病毒抑制剂	剂量推荐
氟康唑	依曲韦林	· 显著增加依曲韦林浓度 · 联合用药时需谨慎 · 无剂量调整推荐
	利匹韦林	· 可能增加利匹韦林浓度 · 无剂量调整推荐 · 监测真菌感染突破
	多拉韦林	· 可能增加多拉韦林浓度 · 无须调整剂量
	恩曲他滨 / 利匹韦林 / 替诺福韦 恩曲他滨 / 利匹韦林 / 丙酚替诺福韦	· 增加利匹韦林浓度 · 无剂量调整推荐 · 监测真菌感染突破
	考比司他 / 艾维雷韦 / 恩曲他滨 / 替诺福韦 考比司他 / 艾维雷韦 / 恩曲他滨 / 丙酚替诺福韦	· 无指南推荐
Isavuconazole	依非韦伦 依曲韦林 奈韦拉平	· 谨慎监测 Isavuconazole 水平和应答 · 可能需要调整 Isavuconazole 剂量
	多拉韦林	· 可能增加多拉韦林浓度 · 无须调整剂量
	利匹韦林 恩曲他滨 / 利匹韦林 /TDF 恩曲他滨 / 利匹韦林 / 丙酚替诺福韦	· 无剂量调整推荐 · 监测真菌感染突破
	洛匹那韦 / 利托那韦	· 谨慎监测 Isavuconazole 水平 · 减少预期洛匹那韦 / 利托那韦暴露;评估病毒学应答

抗真菌药物	抗逆转录病毒抑制剂	剂量推荐
Isavuconazole	所有的 PI,除了洛匹那韦 / 利托那韦	· 考虑监测 Isavuconazole 水平 · 由于可能增加或减少 PI 暴露,监测 PI 相关毒性和病毒学应答
	马拉韦罗	· 可能增加马拉韦罗浓度 · 考虑马拉韦罗 150mg、每日 2 次
	考比司他 / 艾维雷韦 / 恩曲他滨 / 替诺福韦 考比司他 / 艾维雷韦 / 恩曲他滨 / 丙酚替诺福韦	· 可能增加 Isavuconazole 浓度 · 考虑监测 Isavuconazole 水平和应答
伊曲康唑	所有 PI	· 监测伊曲康唑水平避免毒性反应 · 不推荐高剂量(>200mg/d)
	依曲韦林	· 监测伊曲康唑水平以确保治疗浓度 · 按需调整剂量
	依非韦伦 奈韦拉平	· 尽可能避免联合用药 · 密切监测伊曲康唑以确保治疗浓度,按需调整剂量
	马拉韦罗	· 马拉韦罗剂量为 150mg,每日 2 次
	利匹韦林 恩曲他滨 / 利匹韦林 /TDF 恩曲他滨 / 利匹韦林 / 丙酚替诺福韦	· 无剂量调整推荐 · 监测真菌感染突破

抗真菌药物	抗逆转录病毒抑制剂	剂量推荐
伊曲康唑	考比司他／艾维雷韦／恩曲他滨／TDF 考比司他／艾维雷韦／恩曲他滨／丙酚替诺福韦	· 伊曲康唑浓度可能增加 · DHHS 指南推荐伊曲康唑不应超过 200mg/d，除非根据伊曲康唑水平调整剂量。
	多拉韦林	· 无须调整剂量 · 可能增加多拉韦林浓度
	比克替拉韦／恩曲他滨／丙酚替诺福韦	· 无须调整剂量
酮康唑	阿扎那韦／考比司他	· 无特定的剂量推荐
	达芦那韦／考比司他	· 无特定的剂量推荐 · 监测增加酮康唑剂量后的不良反应
	其他 PI	· 酮康唑剂量不超过 200mg/d，因为可能增加酮康唑和 PI 浓度
	奈韦拉平	· 不推荐联合用药，因为会显著降低酮康唑浓度
	依非韦伦	· 无数据
	多拉韦林	· 增加多拉韦林 AUC、C_{max}、C24 · 无须调整多拉韦林剂量
	依曲韦林	· 可能降低酮康唑浓度和增加依曲韦林浓度 · 酮康唑剂量取决于 PI 方案
	马拉韦罗	· 马拉韦罗 150mg，每日 2 次

抗真菌药物	抗逆转录病毒抑制剂	剂量推荐
酮康唑	利匹韦林	· 无剂量调整推荐 · 监测真菌感染突破
	恩曲他滨 / 利匹韦林 / 替诺福韦 恩曲他滨 / 利匹韦林 / 丙酚替诺福韦	· 增加利匹韦林和减少酮康唑浓度 · 无剂量调整推荐 · 监测真菌感染突破
	考比司他 / 艾维雷韦 / 恩曲他滨 /TDF 考比司他 / 艾维雷韦 / 恩曲他滨 / 丙酚替诺福韦	· 酮康唑浓度可能增加 · 处方信息建议不超过酮康唑每日最大剂量 200mg/d
泊沙康唑	依非韦伦	· 考虑使用替代的抗真菌药物,因为会降低泊沙康唑浓度 · 若联合用药,监测泊沙康唑水平并调整剂量
	依曲韦林 奈韦拉平 利匹韦林	· 监测 NNRTI 毒性,因为 NNRTI 浓度可能增加 · 没有推荐的经验性剂量调整 · 监测真菌感染突破
	多拉韦林	· 监测 NNRTI 毒性,因为 NNRTI 浓度可能增加 · 无须调整多拉韦林剂量
	阿扎那韦 阿扎那韦 / 利托那韦 阿扎那韦 / 考比司他 达芦那韦 / 考比司他 达芦那韦 / 利托那韦 洛匹那韦 / 利托那韦 替拉那韦 / 利托那韦	· PI 和泊沙康唑已知或可能浓度增加 · 监测 PI 相关不良事件 · 监测泊沙康唑水平和抗真菌药物相关不良事件 · 无推荐的经验性剂量调整

抗真菌药物	抗逆转录病毒抑制剂	剂量推荐
泊沙康唑	福沙那韦	· 不可联合用药
	马拉韦罗	· 可能增加马拉韦罗浓度 · 考虑马拉韦罗 150mg,每日 2 次
	恩曲他滨 / 利匹韦林 /TDF 恩曲他滨 / 利匹韦林 / 丙酚替诺福韦	· 无剂量调整推荐 · 监测真菌感染突破
	考比司他 / 艾维雷韦 / 恩曲他滨 /TDF 考比司他 / 艾维雷韦 / 恩曲他滨 / 丙酚替诺福韦	· 泊沙康唑浓度可能增加 · 监测泊沙康唑浓度
	比克替拉韦 / 恩曲他滨 / 丙酚替诺福韦	· 无须调整剂量
伏立康唑	利托那韦增效的 PI	· 不推荐联合用药除非可证明获益 / 风险比 · 利托那韦剂量 400mg 和 100mg,每日 2 次可降低伏立康唑水平 · 若联合用药,监测伏立康唑水平并调整剂量
	阿扎那韦 / 考比司他 达芦那韦 / 考比司他	· 不推荐联合用药除非可证明获益 / 风险比 · 效果未知
	无增效的阿扎那韦	· 可能增加两种药物浓度,因此需监测毒性
	依非韦伦	· 使用伏立康唑 400mg、每日 2 次,依非韦伦 300mg/d 应对双向相互作用(增加依非韦伦浓度,降低伏立康唑浓度) · 标准剂量时禁忌使用

抗真菌药物	抗逆转录病毒抑制剂	剂量推荐
伏立康唑	依曲韦林	· 可能需要调整另一种抗逆转录病毒药物 · 依曲韦林和伏立康唑浓度增加 · 监测伏立康唑浓度以减少毒性 · 无推荐的经验性剂量调整
	奈韦拉平	· 可能增加奈韦拉平和减少伏立康唑浓度 · 监测 NNRTI 相关不良事件,伏立康唑水平和抗真菌应答
	多拉韦林	· 无须调整剂量 · 可能增加多拉韦林浓度
	马拉韦罗	· 马拉韦罗 150mg,每日2次
	利匹韦林 恩曲他滨 / 利匹韦林 /TDF 恩曲他滨 / 利匹韦林 / 丙酚替诺福韦	· 无剂量调整推荐 · 监测真菌感染突破
	考比司他 / 艾维雷韦 / 恩曲他滨 /TDF 考比司他 / 艾维雷韦 / 恩曲他滨 / 丙酚替诺福韦 比克替拉韦 / 恩曲他滨 / 丙酚替诺福韦	· 可能增加伏立康唑浓度 · 评估效益风险比;若联合用药,考虑监测伏立康唑水平并调整剂量 · 无须调整剂量

表 21-19　抗血小板药物与抗逆转录病毒抑制剂联合使用的临床相互作用

抗血小板药物	抗逆转录病毒抑制剂	剂量推荐
氯吡格雷	依曲韦林	· 避免联合用药
	奈韦拉平 利匹韦林 多拉韦林	· 无须调整剂量
替格瑞洛	所有 PI	· 预计增加替格瑞洛浓度 · 不推荐联合用药 · 考虑华法林或抗逆转录病毒替代方案
	考比司他 / 艾维雷韦 / 恩曲他滨 /TDF 考比司他 / 艾维雷韦 / 恩曲他滨 / 丙酚替诺福韦	· 避免同时使用
	多拉韦林	· 无须调整剂量
	依非韦伦 依曲韦林 奈韦拉平	· 预计降低替格瑞洛浓度 · 考虑替代疗法
Vorapaxar	所有 PI	· 预计增加 Vorapaxar 浓度 · 不推荐联合用药 · 考虑华法林或 ARV 替代方案
	拉替拉韦 多替拉韦 比克他韦	· 无须调整剂量
	考比司他 / 艾维雷韦 / 恩曲他滨 /TDF 考比司他 / 艾维雷韦 / 恩曲他滨 / 丙酚替诺福韦	· 避免同时使用

表 21-20　钙通道阻滞剂和其他心脏病药物与抗逆转录病毒
抑制剂联合使用的临床相互作用

钙通道阻滞剂	抗逆转录病毒抑制剂	剂量推荐
二氢吡啶类：氨氯地平,非洛地平,硝苯地平	阿扎那韦 ± 利托那韦	· 应谨慎调整二氢吡啶类剂量 · 监测患者心电图
	其他利托那韦增效的 PI	· 可能增加钙通道阻滞剂浓度 · 使用低剂量并密切观察患者 · 可考虑替代方案
	阿扎那韦 / 考比司他 达芦那韦 / 考比司他	· 监测患者心电图
	考比司他 / 艾维雷韦 / 恩曲他滨 /TDF 考比司他 / 艾维雷韦 / 恩曲他滨 / 丙酚替诺福韦	· 可能增加钙通道阻滞剂浓度 · 谨慎使用；调整钙通道阻滞剂剂量；推荐临床监测
	多拉韦林	· 无须调整剂量
	依非韦伦 依曲韦林 奈韦拉平	· 可能降低钙通道阻滞剂浓度 · 根据临床反应确定钙通道阻滞剂剂量调整
地尔硫䓬	阿扎那韦 ± 利托那韦 阿扎那韦 / 考比司他	· 降低 50% 地尔硫䓬剂量 · 监测患者心电图
	其他利托那韦增效 PI 考比司他 / 达芦那韦	· 可能增加钙通道阻滞剂浓度 · 使用低剂量并密切观察患者 · 可考虑替代方案
	考比司他 / 艾维雷韦 / 恩曲他滨 /TDF 考比司他 / 艾维雷韦 / 恩曲他滨 / 丙酚替诺福韦	· 可能增加钙通道阻滞剂浓度 · 推荐临床监测
	依非韦伦	· 地尔硫䓬浓度降低 69% · 根据临床应答确定地尔硫䓬滴定剂量

钙通道阻滞剂	抗逆转录病毒抑制剂	剂量推荐
地尔硫䓬	多拉韦林	· 抗逆转录病毒药物的潜在高暴露 · 潜在的弱相互作用 · 不太可能需要额外的行动 / 监测或剂量调整
	奈韦拉平	· 可能降低地尔硫䓬浓度 · 根据临床应答确定地尔硫䓬滴定剂量
维拉帕米	依非韦伦 奈韦拉平	· 可能降低维拉帕米浓度 · 根据临床反应确定维拉帕米剂量
	多拉韦林	· 抗逆转录病毒药物的潜在高暴露 · 潜在的弱相互作用 · 不太可能需要额外的行动 / 监测或剂量调整
其他心脏病药物	抗逆转录病毒药物	剂量推荐
依普利酮	所有 PI 考比司他 / 艾维雷韦 / 恩曲他滨 /TDF 考比司他 / 艾维雷韦 / 恩曲他滨 / 丙酚替诺福韦	· 禁忌
	多拉韦林	· 无药物相互作用,无须调整剂量
伊伐布雷定	所有 PI 考比司他 / 艾维雷韦 / 恩曲他滨 /TDF 考比司他 / 艾维雷韦 / 恩曲他滨 / 丙酚替诺福韦	· 禁忌

钙通道阻滞剂	抗逆转录病毒抑制剂	剂量推荐
伊伐布雷定	多拉韦林	· 无药物相互作用,无须调整剂量
雷诺嗪	阿扎那韦	· 增加雷诺嗪浓度 · 不推荐联合用药
	多拉韦林	· 无药物相互作用,无须调整剂量
	考比司他增效和利托那韦增效的 PI 考比司他 / 艾维雷韦 / 恩曲他滨 /TDF 考比司他 / 艾维雷韦 / 恩曲他滨 / 丙酚替诺福韦	· 增加雷诺嗪浓度 · 禁忌

表 21-21　抗菌药物与抗逆转录病毒抑制剂联合使用的临床相互作用

抗菌药物	抗逆转录病毒抑制剂	剂量推荐
贝达喹啉	所有 PI	· 谨慎使用 · 监测 QTc 间期延长和肝功能
	依非韦伦 依曲韦林	· 可能降低贝达喹啉浓度 · 不可同时使用
	多拉韦林	· 无药物相互作用,无须调整剂量
	奈韦拉平	· 无须调整剂量
克拉霉素	阿扎那韦	· 存在 QTc 间期延长风险 · 考虑替代疗法,因为可能增加心脏毒性的风险 · 减少 50% 克拉霉素剂量

抗菌药物	抗逆转录病毒抑制剂	剂量推荐
克拉霉素	所有 PI	· 考虑替代的抗生素,如阿奇霉素 · 如果患者 CrCl 30 ～ 60ml/min,减少 50% 克拉霉素剂量 · 如果患者 CrCl<30ml/min,减少 75% 克拉霉素剂量 · 监测克拉霉素相关不良事件
	福沙那韦	· 无须调整剂量
	奈非那韦	· 无数据
	依非韦伦 奈韦拉平	· 监测疗效,因为克拉霉素浓度降低 · 考虑替代方案
	多拉韦林	· 可能增加多拉韦林浓度 · 无须调整剂量
	依曲韦林	· 当克拉霉素浓度降低时依曲韦林浓度增加 · 考虑替代方案
	马拉韦罗	· 马拉韦罗剂量 150mg,每日 2 次
	利匹韦林 恩曲他滨 / 利匹韦林 /TDF 恩曲他滨 / 利匹韦林 / 丙酚替诺福韦	· 可能导致利匹韦林血浆浓度升高 · 考虑替代药物,如阿奇霉素
	考比司他 / 艾维雷韦 / 恩曲他滨 /TDF 考比司他 / 艾维雷韦 / 恩曲他滨 / 丙酚替诺福韦	· 如果患者 CrCl 50 ～ 60ml/min,减少 50% 克拉霉素剂量 · 如果患者 CrCl<50ml/min,不可同时使用
	比克替拉韦 / 恩曲他滨 / 丙酚替诺福韦	· 谨慎合用

抗菌药物	抗逆转录病毒抑制剂	剂量推荐
利福布汀	无增效的阿扎那韦	· 利福布汀剂量 150mg, 每日 1 次或 300mg, 每周 3 次
	阿扎那韦 / 考比司他 达芦那韦 / 考比司他 阿扎那韦 / 利托那韦 达芦那韦 / 利托那韦 洛匹那韦 / 利托那韦 替拉那韦 / 利托那韦	· 利福布汀剂量 150mg, 每日 1 次或 300mg, 每周 3 次 · 监测抗菌活性 · 应当考虑利福布汀治疗药物监测
	奈非那韦	· 利福布汀剂量 150mg, 每日 1 次或 300mg, 每周 3 次
	福沙那韦	· 考虑替代的抗逆转录病毒药物
	依非韦伦	· 如果依非韦伦与 PI 联合用药, 利福布汀剂量为 450 ~ 600mg, 每日 1 次 · 否则利福布汀剂量为 600mg, 每周 3 次
	多拉韦林	· 降低多拉韦林 AUC 50%, C_{min} 68% · 与利福布汀联用时需增加多拉韦林的剂量到 100mg, 每日 2 次
	奈韦拉平	· 无推荐的经验性剂量调整
	依曲韦林	· 如果依曲韦林并没有与利托那韦增效的 PI 联合使用, 利福布汀剂量为 300mg, 每日 1 次 · 如果依曲韦林与利托那韦增效的 PI 联合使用, 不使用利福布汀 · 考虑利福布汀的治疗药物监测

抗菌药物	抗逆转录病毒抑制剂	剂量推荐
利福布汀	利匹韦林 恩曲他滨/利匹韦林/TDF	· 在利匹韦林每天总剂量50mg的基础上,随餐增加1次25mg
	恩曲他滨/利匹韦林/丙酚替诺福韦	· 可能降低丙酚替诺福韦浓度 · 不可同时使用
	马拉韦罗	· 马拉韦罗剂量为150mg,每日2次 · 马拉韦罗剂量为300mg,每日2次
	考比司他/艾维雷韦/恩曲他滨/TDF 考比司他/艾维雷韦/恩曲他滨/丙酚替诺福韦	· 如果需要合用,则利福布汀的推荐剂量为150mg,每周三次,在固定日期给药(例如周一-周三-周五)。 · 由于预期去乙酰基利福布汀暴露量增加,因此需要增加对利福布汀相关不良反应(包括中性粒细胞减少和葡萄膜炎)的监测。尚未研究利福布汀的进一步剂量减少情况。应当记住,每周2次150mg给药可能无法提供利福布汀最佳暴露量,从而导致产生利福霉素耐药性和治疗失败的风险
	拉替拉韦 多替拉韦	· 无须调整剂量
	比克替拉韦/恩曲他滨/丙酚替诺福韦	· 不建议合用
利福平	所有的蛋白酶抑制剂	· 禁忌 · 增加利托那韦的剂量不会阻止相互作用,还会增加肝毒性 · 不推荐增加考比司他

抗菌药物	抗逆转录病毒抑制剂	剂量推荐
利福平	依非韦伦	· 依非韦伦剂量 600mg,每日 1 次 · 监测病毒反应 · 考虑治疗药物监测 · 根据 DHHS 指南,在体重 >50kg 的患者中,依非韦伦与利福平联合用药,通常无须增加依非韦伦剂量到 800mg/d
	多拉韦林	· 不可同时使用
	依曲韦林 奈韦拉平	· 不可同时使用
	利匹韦林 恩曲他滨 / 利匹韦林 / TDF 恩曲他滨 / 利匹韦林 / 丙酚替诺福韦	· 禁忌
	马拉韦罗	· 马拉韦罗剂量为 300m,每日 2 次 * · 马拉韦罗剂量为 600mg,每日 2 次 †
	拉替拉韦	· 拉替拉韦剂量为 400mg、每日 2 次,增加剂量到 800mg、每日 2 次,并监测病毒学应答 · 考虑利福布汀作为替代药物 · 不推荐与 1 200mg,每日 1 次的拉替拉韦联合用药
	考比司他 / 艾维雷韦 / 恩曲他滨 /TDF 考比司他 / 艾维雷韦 / 恩曲他滨 / 丙酚替诺福韦	· 禁忌

抗菌药物	抗逆转录病毒抑制剂	剂量推荐
利福平	多替拉韦	· 多替拉韦剂量为 50mg，每日 2 次
	考比司他	· 当为阿扎那韦或达芦那韦增效剂时禁忌
	比克替拉韦 / 恩曲他滨 / 丙酚替诺福韦	· 不建议合用
利福喷丁	所有 PI 依曲韦林 奈韦拉平 恩曲他滨 / 利匹韦林 / TDF 恩曲他滨 / 利匹韦林 / 丙酚替诺福韦 马拉韦罗 考比司他 / 艾维雷韦 / 恩曲他滨 /TDF 考比司他 / 艾维雷韦 / 恩曲他滨 / 丙酚替诺福韦 多替拉韦 丙酚替诺福韦	· 不可同时使用
	拉替拉韦	· 使用拉替拉韦 400mg，每日 2 次与利福喷丁每周 1 次 · 不可同时使用利福喷丁与拉替拉韦 1 200mg，每日 1 次
	依非韦伦	· 无须调整剂量
	多拉韦林	· 禁忌
利福喷丁	利匹韦林	· 禁忌
	比克替拉韦 / 恩曲他滨 / 丙酚替诺福韦	· 不建议合用

表 21-22　抗凝剂与抗逆转录病毒抑制剂联合使用的临床相互作用

抗凝剂	抗逆转录病毒抑制剂	剂量推荐
阿哌沙班	所有利托那韦增效和考比司他增效的 PI 考比司他 / 艾维雷韦 / 恩曲他滨 /TDF 考比司他 / 艾维雷韦 / 恩曲他滨 / 丙酚替诺福韦	· 不推荐联合用药 · 考虑华法林或替代的 ARV 策略 · 如果必须与 PI 联合使用,减少 50% 的阿哌沙班剂量并监测阿哌沙班相关不良事件
	依非韦伦 依曲韦林 奈韦拉平	· 可能降低阿哌沙班浓度 · 考虑替代疗法
	多拉韦林	· 无药物相互作用,无须调整剂量
贝曲西班	所有利托那韦增效的 PI 阿扎那韦 / 考比司他 达芦那韦 / 考比司他 考比司他 / 艾维雷韦 / 恩曲他滨 /TDF 考比司他 / 艾维雷韦 / 恩曲他滨 / 丙酚替诺福韦	· 预计改变贝曲西班浓度 · 不推荐联合用药 · 考虑华法林或替代的 ARV 策略
	依非韦伦 奈韦拉平 利匹韦林 多拉韦林	· 无须调整剂量
	依曲韦林	· 可能增加贝曲西班浓度 · 考虑替代疗法 · 如果必须与依曲韦林联合使用,减少贝曲西班的初始剂量至 80mg,之后为 40mg;监测贝曲西班相关不良事件

抗凝剂	抗逆转录病毒抑制剂	剂量推荐
达比加群酯	所有利托那韦增效的 PI	· 考虑华法林或替代的 ARV · 如果必须与利托那韦增效的 PI 联合用药,同时使用
	阿扎那韦 / 考比司他 达芦那韦 / 考比司他,可 考比司他 / 艾维雷韦 / 恩曲他滨 /TDF 考比司他 / 艾维雷韦 / 恩曲他滨 / 丙酚替诺福韦	· 不推荐联合用药 · 考虑华法林或替代的 ARV 策略
	依非韦伦 奈韦拉平 利匹韦林 多拉韦林	· 无须调整剂量
	依曲韦林	· 可能增加达比加群酯浓度 · 考虑替代疗法 · 如果必须与依曲韦林联合使用,监测达比加群酯相关不良事件
艾多沙班	所有利托那韦增效的 PI 阿扎那韦 / 考比司他 达芦那韦 / 考比司他 考比司他 / 艾维雷韦 / 恩曲他滨 /TDF 考比司他 / 艾维雷韦 / 恩曲他滨 / 丙酚替诺福韦	· 预计改变艾多沙班浓度 · 不推荐联合用药 · 考虑华法林或替代的 ARV
	依非韦伦 奈韦拉平 利匹韦林 多拉韦林	· 无须调整剂量

抗凝剂	抗逆转录病毒抑制剂	剂量推荐
艾多沙班	依曲韦林	· 可能增加艾多沙班浓度 · 考虑替代疗法 · 如果必须与依曲韦林联合用药，监测艾多沙班相关不良反应
利伐沙班	所有利托那韦增效的和考比司他增效的 PI 考比司他 / 艾维雷韦 / 恩曲他滨 /TDF 考比司他 / 艾维雷韦 / 恩曲他滨 / 丙酚替诺福韦	· 增加利伐沙班浓度 · 不推荐联合用药 · 考虑华法林或替代的 ARV 策略
	依非韦伦 依曲韦林 奈韦拉平	· 可能增加利伐沙班浓度 · 考虑替代疗法
	多拉韦林	· 无药物相互作用,无须调整剂量
华法林	利托那韦增效的 PI	· 当开始使用或停用 PI 时,密切监测 INR 并合理调整华法林剂量
	阿扎那韦 / 考比司他 达芦那韦 / 考比司他	· 当开始使用或停用 PI 时,密切监测 INR 并合理调整华法林剂量 · 注意考比司他与利托那韦对华法林的影响是不相同的
	多拉韦林	· 无药物相互作用,无须调整剂量
	依非韦伦 依曲韦林 奈韦拉平 考比司他 / 艾维雷韦 / 恩曲他滨 /TDF 考比司他 / 艾维雷韦 / 恩曲他滨 / 丙酚替诺福韦	· 密切监测 INR 并合理调整华法林剂量

表 21-23 苯二氮草类药物与抗逆转录病毒抑制剂联合使用的临床相互作用

苯二氮草类药物	抗逆转录病毒抑制剂	剂量推荐
阿普唑仑	所有 PI	· 考虑替代药物劳拉西泮、奥沙西泮或替马西泮
	依非韦伦 依曲韦林 奈韦拉平	· 监测阿普唑仑疗效因为可能降低药物浓度
	多拉韦林	· 无药物相互作用,无须调整剂量
氯硝西泮	所有 PI	· 考虑替代药物劳拉西泮、奥沙西泮或替马西泮
	多拉韦林	· 无药物相互作用,无须调整剂量
	考比司他 / 艾维雷韦 / 恩曲他滨 /TDF 考比司他 / 艾维雷韦 / 恩曲他滨 / 丙酚替诺福韦	· 可能需要减少苯二氮草类药物剂量 · 初始低剂量并监测 · 考虑替代药物劳拉西泮、奥沙西泮或替马西泮
氯氟西泮	考比司他 / 艾维雷韦 / 恩曲他滨 /TDF 考比司他 / 艾维雷韦 / 恩曲他滨 / 丙酚替诺福韦	· 可能需要减少苯二氮草类药物剂量 · 初始低剂量并监测 · 考虑替代药物劳拉西泮、奥沙西泮或替马西泮
	多拉韦林	· 无药物相互作用,无须调整剂量
艾司唑仑	达芦那韦 / 考比司他	· 初始低剂量并监测
	多拉韦林	· 无药物相互作用,无须调整剂量

苯二氮䓬类药物	抗逆转录病毒抑制剂	剂量推荐
艾司唑仑	考比司他 / 艾维雷韦 / 恩曲他滨 /TDF 考比司他 / 艾维雷韦 / 恩曲他滨 / 丙酚替诺福韦	· 可能需要减少苯二氮䓬类药物剂量 · 初始低剂量并监测 · 考虑替代药物劳拉西泮、奥沙西泮或替马西泮
地西泮	阿扎那韦 / 考比司他 达芦那韦 / 考比司他	· 初始低剂量并监测
	所有 PI	· 考虑替代药物劳拉西泮、奥沙西泮或替马西泮
	依曲韦林	· 可能需要减少地西泮剂量 · 监测地西泮相关不良事件
	依非韦伦 奈韦拉平	· 监测地西泮疗效,因为可能会造成其浓度降低
	多拉韦林	· 无药物相互作用,无须调整剂量
	考比司他 / 艾维雷韦 / 恩曲他滨 /TDF 考比司他 / 艾维雷韦 / 恩曲他滨 / 丙酚替诺福韦	· 可能需要减少苯二氮䓬类药物剂量 · 初始低剂量并监测 · 考虑替代药物劳拉西泮、奥沙西泮或替马西泮
咪达唑仑	所有 PI 依非韦伦	· 不推荐联合用药 · 单剂量使用应当密切监测
	考比司他 / 艾维雷韦 / 恩曲他滨 /TDF 考比司他 / 艾维雷韦 / 恩曲他滨 / 丙酚替诺福韦	· 密切监测注射咪达唑仑 · 如果出现呼吸抑制或长期镇静,应进行药物管理 · 考虑注射咪达唑仑时减少剂量,特别是多重剂量时 · 口服咪达唑仑禁忌
	比克替拉韦 / 恩曲他滨 / 丙酚替诺福韦	· 无须调整剂量

苯二氮䓬类药物	抗逆转录病毒抑制剂	剂量推荐
咪达唑仑	多替拉韦	· 无须调整剂量
三唑仑	依非韦伦	· 不推荐联合
	多拉韦林	· 无须调整剂量
	所有 PI 考比司他 / 艾维雷韦 / 恩曲他滨 /TDF 考比司他 / 艾维雷韦 / 恩曲他滨 / 丙酚替诺福韦	· 禁忌

表 21-24　丙肝 DAA 与抗逆转录病毒药物联合使用的临床相互作用

直接抗病毒药物（DAA）	抗逆转录病毒	剂量推荐
达拉他韦	多替拉韦 拉替拉韦 利匹韦林 达芦那韦 / 考比司他 达芦那韦 / 利托那韦 洛匹那韦 / 利托那韦 阿扎那韦 福沙那韦（增效或不增效）	· 无须调整剂量
	考比司他 / 艾维雷韦 / 恩曲他滨 /TDF 考比司他 / 艾维雷韦 / 恩曲他滨 / 丙酚替诺福韦 阿扎那韦 / 考比司他 阿扎那韦 / 利托那韦 沙奎那韦 / 利托那韦	· 降低达拉他韦剂量到 3mg,每日 1 次
	多拉韦林	· 无须调整剂量

直接抗病毒药物(DAA)	抗逆转录病毒	剂量推荐
达拉他韦	依非韦伦 依曲韦林 奈韦拉平	· 达拉他韦剂量需 90mg/d
	马拉韦罗	· 马拉韦罗剂量 300mg, 每日 2 次
	替拉那韦 / 利托那韦	· 目前无剂量推荐
奥比他韦 / 帕立瑞韦 / 利托那韦	阿扎那韦 阿扎那韦 / 利托那韦 洛匹那韦 / 利托那韦 依非韦伦	· 不推荐联合用药
	达芦那韦 / 利托那韦	· 可与 800mg 达芦那韦联合用药(不与利托那韦联合用药),但阿扎那韦应当与奥比他韦 / 帕立瑞韦 / 利托那韦同时使用
	多拉韦林	· 无须调整剂量
	利匹韦林	· 利匹韦林浓度增加 · 不可同时使用因为可能延长 QT 间期
	替拉那韦 / 利托那韦 依曲韦林 考比司他 / 艾维雷韦 / 恩曲他滨 /TDF 考比司他 / 艾维雷韦 / 恩曲他滨 / 丙酚替诺福韦	· 无数据,但预计有相互作用;不推荐联合用药
	拉替拉韦 TDF	· 无须调整剂量
	多替拉韦 丙酚替诺福韦	· 无数据,但预计无相互作用;可不调整剂量使用

直接抗病毒药物（DAA）	抗逆转录病毒	剂量推荐
奥比他韦/帕立瑞韦/利托那韦+达塞布韦	洛匹那韦/利托那韦 达芦那韦/利托那韦 阿扎那韦/考比司他 达芦那韦/考比司他 福沙那韦 沙奎那韦 替拉那韦 依非韦伦 依曲韦林 奈韦拉平 马拉韦罗 考比司他/艾维雷韦/恩曲他滨/替诺福韦 考比司他/艾维雷韦/恩曲他滨/丙酚替诺福韦	· 不推荐联合用药
	利匹韦林	· 利匹韦林浓度增加 · 不可同时使用，因为可能延长QT间期
	多拉韦林	· 无须调整剂量
	阿扎那韦	· 可与阿扎那韦300mg联合用药(不与利托那韦联合用药)，但阿扎那韦应当在早上与奥比他韦/帕立瑞韦/利托那韦+达塞布韦共同使用
	恩曲他滨/TDF 拉替拉韦 多替拉韦	· 无须调整剂量
艾尔巴韦/格拉瑞韦	马拉韦罗	· 目前无剂量推荐

直接抗病毒药物（DAA）	抗逆转录病毒	剂量推荐
艾尔巴韦/格拉瑞韦	多替拉韦 拉替拉韦 利匹韦林 富马酸替诺福韦二吡呋酯 多拉韦林	· 无须调整剂量
	阿巴卡韦 恩曲他滨 拉米夫定	· 预计无临床相关相互作用
	考比司他/艾维雷韦/恩曲他滨/TDF 考比司他/艾维雷韦/恩曲他滨/丙酚替诺福韦 依曲韦林 奈韦拉平	· 不可同时使用
	依非韦伦 阿扎那韦/利托那韦 达芦那韦/利托那韦 洛匹那韦/利托那韦 阿扎那韦 阿扎那韦/考比司他 达芦那韦/考比司他 沙奎那韦/利托那韦 替拉那韦/利托那韦	· 禁忌
来迪派韦/索磷布韦	替诺福韦	· 联合用药会显著增加替诺福韦浓度 · 增加临床表现和实验室检查的监测 · 如果抗 HIV 使用替诺福韦+PI,可考虑用其他药物替换替诺福韦

直接抗病毒药物（DAA）	抗逆转录病毒	剂量推荐
来迪派韦/索磷布韦	考比司他/艾维雷韦/恩曲他滨/TDF 替拉那韦/利托那韦	· 不推荐联合用药
	马拉韦罗	· 马拉韦罗剂量为300mg，每日2次
	丙酚替诺福韦 考比司他/艾维雷韦/恩曲他滨/丙酚替诺福韦 比克替拉韦/恩曲他滨/丙酚替诺福韦 洛匹那韦/利托那韦 阿扎那韦/利托那韦 达芦那韦/利托那韦 阿扎那韦/考比司他 达芦那韦/考比司他 福沙那韦 福沙那韦/利托那韦 沙奎那韦/利托那韦 依非韦伦 依曲韦林 利匹韦林 多拉韦林 奈韦拉平 多替拉韦 拉替拉韦	· 无须调整剂量
（西咪匹韦）Simeprevir	所有PI（包括或不包括利托那韦） 依非韦伦 依曲韦林 奈韦拉平	· 不推荐联合用药

直接抗病毒药物（DAA）	抗逆转录病毒	剂量推荐
（西咪匹韦）Simeprevir	考比司他／艾维雷韦／恩曲他滨／TDF 考比司他／艾维雷韦／恩曲他滨／丙酚替诺福韦	
	利匹韦林 多拉韦林 多替拉韦 拉替拉韦	· 无须调整剂量
	马拉韦罗	· 马拉韦罗剂量为 300mg，每日2次
索磷布韦	阿扎那韦／利托那韦 阿扎那韦／考比司他 达芦那韦／考比司他 达芦那韦／利托那韦 福沙那韦 福沙那韦／利托那韦 洛匹那韦／利托那韦 沙奎那韦／利托那韦 依非韦伦 利匹韦林 多拉韦林 拉替拉韦 恩曲他滨 替诺福韦 丙酚替诺福韦	· 无须调整剂量
	替拉那韦／利托那韦	· 不推荐联合用药
	马拉韦罗	· 马拉韦罗剂量为 300mg，每日2次

直接抗病毒药物（DAA）	抗逆转录病毒	剂量推荐
索磷布韦 / 维帕他韦	富马酸替诺福韦二吡呋酯 考比司他 / 艾维雷韦 / 恩曲他滨 /TDF	· 联合用药会显著增加替诺福韦浓度 · 增加临床和实验室检查监测
	丙酚替诺福韦 考比司他 / 艾维雷韦 / 恩曲他滨 / 丙酚替诺福韦 比克替拉韦 / 恩曲他滨 / 丙酚替诺福韦 无增效的阿扎那韦 阿扎那韦 / 利托那韦 达芦那韦 / 利托那韦 阿扎那韦 / 考比司他 达芦那韦 / 考比司他 多替拉韦 拉替拉韦 利匹韦林 多拉韦林 恩曲他滨 洛匹那韦 / 利托那韦	· 临床未观察到显著的药物相互作用 · 无须调整剂量
	马拉韦罗	· 无数据，但预计不存在相互作用
	依曲韦林 奈韦拉平	· 无数据，但预计存在相互作用；因此，不推荐联合用药
	替拉那韦 / 利托那韦 依非韦伦	· 不推荐联合用药
索磷布韦 / 维帕他韦 / 伏西瑞韦	阿扎那韦 洛匹那韦 / 利托那韦 替拉那韦 / 利托那韦 依非韦伦	· 不推荐联合用药

直接抗病毒药物（DAA）	抗逆转录病毒	剂量推荐
索磷布韦 / 维帕他韦 / 伏西瑞韦	依曲韦林 奈韦拉平	
	富马酸替诺福韦二吡呋酯 考比司他 / 艾维雷韦 / 恩曲他滨 / 替诺福韦	· 监测替诺福韦相关不良事件，包括监测肾功能
	考比司他 丙酚替诺福韦 达芦那韦 恩曲他滨 利匹韦林 多拉韦林 利托那韦 考比司他 / 艾维雷韦 / 恩曲他滨 / 丙酚替诺福韦 多替拉韦 拉替拉韦 马拉韦罗	· 临床未观察到显著的药物相互作用 · 无须调整剂量
格卡瑞韦 / 哌仑他韦	阿扎那韦	· 禁忌联合用药，因为存在 ALT 升高的风险
	依非韦伦	· 不推荐联合用药，因为格卡瑞韦 / 哌仑他韦血浆浓度降低
	达芦那韦 洛匹那韦 / 利托那韦 利托那韦 依曲韦林 奈韦拉平 替拉那韦	· 不推荐联合用药

直接抗病毒 药物（DAA）	抗逆转录病毒	剂量推荐
格卡瑞韦 / 哌仑他韦	丙酚替诺福韦 富马酸替诺福韦二吡呋酯 阿巴卡韦 多替拉韦 拉替拉韦 利匹韦林 多拉韦林 恩曲他滨 拉米夫定 考比司他 / 艾维雷韦 / 恩曲他滨 / 丙酚替诺福韦 考比司他 / 艾维雷韦 / 恩曲他滨 / 替诺福韦 马拉韦罗	· 临床未观察到显著的药物相互作用 · 无须调整剂量

表 21-25　激素类避孕药与抗逆转录病毒抑制剂联合使用的临床相互作用

抗逆转录病毒 抑制剂	剂量推荐		
	口服	依托孕烯释放皮 下埋植剂	经皮炔雌醇 / 甲基孕酮
洛匹那韦 / 利托那韦	考虑替代药物或增加其他的避孕方法	无须调整剂量	无须调整剂量
阿扎那韦	口服避孕药应该包含 ≤ 30μg 的炔雌醇	无数据；考虑替代疗法或增加其他的避孕方法	无数据；考虑替代疗法或增加其他的避孕方法
阿扎那韦 / 利托那韦	口服避孕药应含有至少 35μg 的炔雌醇	无数据；考虑替代疗法或增加其他的避孕方法	无数据；考虑替代疗法或增加其他的避孕方法

抗逆转录病毒抑制剂	剂量推荐		
	口服	依托孕烯释放皮下埋植剂	经皮炔雌醇 / 甲基孕酮
所有其他的 PI	考虑替代疗法或增加其他的避孕方法	无数据；考虑替代疗法或增加其他的避孕方法	无数据；考虑替代疗法或增加其他的避孕方法
依非韦伦	考虑替代疗法或增加其他的避孕方法	考虑替代疗法或增加其他的避孕方法	考虑替代疗法或增加其他的避孕方法
多拉韦林	无须调整剂量	无须调整剂量	无须调整剂量
依曲韦林	无须调整剂量	无须调整剂量	无须调整剂量
奈韦拉平	无须调整剂量	无须调整剂量	考虑替代疗法或增加其他的避孕方法
利匹韦林 恩曲他滨 / 利匹韦林 /TDF 恩曲他滨 / 利匹韦林 / 丙酚替诺福韦	无须调整剂量	无须调整剂量	无须调整剂量
考比司他 / 艾维雷韦 / 恩曲他滨 /TDF 考比司他 / 艾维雷韦 / 恩曲他滨 / 丙酚替诺福韦	评估激素避孕药的风险和获益；考虑非激素避孕方法	评估激素避孕药的风险和获益；考虑非激素避孕方法	评估激素避孕药的风险和获益；考虑非激素避孕方法
多替拉韦	无须调整剂量	无须调整剂量	无须调整剂量
拉替拉韦(400mg，每日 2 次或 1 200mg，每日 1 次)	无须调整剂量	无须调整剂量	无须调整剂量

抗逆转录病毒抑制剂	剂量推荐		
	口服	依托孕烯释放皮下埋植剂	经皮炔雌醇/甲基孕酮
比克替拉韦/恩曲他滨/丙酚替诺福韦	无须调整剂量		无须调整剂量

表 21-26　多价阳离子与抗逆转录病毒抑制剂联合使用的临床相互作用

抗逆转录病毒抑制剂	剂量推荐
拉替拉韦	· 不推荐拉替拉韦(400mg、每日 2 次或 1 200mg、每日 1 次)与含铝或镁的药物和补充剂联合用药 · 拉替拉韦 400mg、每日 2 次的剂量可以与含碳酸钙的药物和补充剂联合使用而无须调整剂量,而非 1 200mg、每日 1 次的剂量 · 在使用含有其他多价阳离子的药物和补充剂至少 2 小时前,至少 6 小时后使用拉替拉韦 · 由于可能降低拉替拉韦浓度,须监测病毒学疗效
考比司他/艾维雷韦/恩曲他滨/TDF 考比司他/艾维雷韦/恩曲他滨/丙酚替诺福韦	· 在使用含有多价阳离子(如铝、钙、铁、镁、锌)的药物和补充剂至少 2 小时前或 6 小时使用后考比司他/艾维雷韦/恩曲他滨/TDF 或考比司他/艾维雷韦/恩曲他滨/丙酚替诺福韦 · 由于可能降低艾维雷韦浓度,监测病毒学疗效
多替拉韦	· 在使用含有多价阳离子(如铝、钙、铁、镁、锌)的药物和补充剂至少 2 小时前或 6 小时后使用多替拉韦 · 由于可能降低多替拉韦浓度,监测病毒学疗效 · 选择含铁或钙的药物和补充剂,多替拉韦可与食物同时使用

抗逆转录病毒抑制剂	剂量推荐
阿巴卡韦 / 多替拉韦 /拉米夫定	· 在使用含有多价阳离子(如铝、钙、铁、镁、锌)的药物和补充剂至少 2 小时前或 6 小时后使用阿巴卡韦 / 多替拉韦 / 拉米夫定 · 选择含铁或钙的药物和补充剂,阿巴卡韦 / 多替拉韦 / 拉米夫定可与食物同时使用
比克替拉韦 / 恩曲他滨 / 丙酚替诺福韦	· 应在铁补充剂给药前至少 2 小时服用或随食物服用 · 在不考虑食物因素的情况下,一同服用含钙的补充剂

5. 吞咽困难患者 ARV 的应用

见表 21-27。

表 21-27　吞咽困难患者 ARV 的应用

药物	剂型	可否碾碎片剂服用	可否打开胶囊服用	备注 / 评论
核苷类逆转录酶抑制剂				
阿巴卡韦	片剂(300mg) 口服液(20mg/ml)	可以		味苦,粉碎片剂可加入少量半固体食物或液体,且应立即服用
恩曲他滨	胶囊(200mg) 口服液(10mg/ml)		可以	溶于 ≥ 30ml 的水中
拉夫米定	片剂(150,300mg) 口服液(10mg/ml) (ⅶ)	可以		粉碎片剂可加入少量半固体食物或液体,且应立即服用

药物	剂型	可否碾碎片剂服用	可否打开胶囊服用	备注 / 评论
替诺福韦	片剂(300mg)（ⅰ）	可以		味苦,推荐溶于 10ml 以上的水 / 橙汁或葡萄汁服用
齐多夫定	片剂(300mg) 胶囊(250mg)	可以	不可以	糖浆黏稠、味苦。FDA 没有认证片剂,所以没有片剂是否可以碾碎服用的说明。结合齐多拉米双夫定片可碾碎服用的文献,齐多夫定片剂应该可以碾碎服用。或者用糖浆代替
	糖浆(10mg/ml)			
丙酚替诺福韦 / 恩曲他滨	片剂(25/200mg 和 10/200mg)（ⅴ）	不可以		产品说明书不建议碾碎片剂服用。但是基于固定剂量组合片剂（TAF/FTC/DRV/c）的数据,压碎片剂不会显著影响 TAF/FTC 药代动力学(注意:碾碎后 TAF 的生物利用度降低了 20%,但这种减少不太可能具有临床意义)（ⅷ）
替诺福韦 / 恩曲他滨	片剂(300/200mg)（ⅰ）	是		味苦,推荐溶于 10ml 以上的水 / 橙汁或葡萄汁服用
阿巴卡韦 / 拉米夫定	片剂(600/300mg)	不可以		建议使用阿巴卡韦和拉米夫定的口服液代替

药物	剂型	可否碾碎片剂服用	可否打开胶囊服用	备注/评论
齐多夫定/拉米夫定	片剂（300mg/150mg）	可以		溶于15ml以上的水中，或者使用齐多夫定和拉米夫定口服液代替
阿巴卡韦/拉米夫定/齐多夫定	片剂（300mg/150mg/300mg）	不可以		建议使用阿巴卡韦、拉米夫定和齐多夫定的口服液代替
非核苷类逆转录酶抑制剂				
多拉韦林	片剂（100mg）	不可以		必须整片吞咽
替诺福韦/拉米夫定/多拉韦林	片剂（300mg/300mg/100mg）	不可以		必须整片吞咽
依非韦伦	片剂（600mg）	不可以		难以溶解；溶液具有较低的生物利用度，如果体重>40kg，则使用720mg的剂量
	胶囊（50mg，100mg，200mg）		可以	
	口服液（30mg/ml）			
奈韦拉平	片剂（200，400mg）悬浮液（10mg/ml）（ii）	是（ii）		溶于水服用
利匹韦林	片剂（25mg）	不可以		不推荐将片剂溶于水服用。利匹韦林在很宽的酸碱度范围内均不溶于水
替诺福韦/恩曲他滨/依非韦仑（i）	片剂（300mg/200mg/600mg）	不可以		

药物	剂型	可否碾碎片剂服用	可否打开胶囊服用	备注/评论
丙酚替诺福韦/恩曲他滨/利匹韦林	片剂(25mg/200mg/25mg)(ⅴ)	不可以		片剂应整体吞咽,不应咀嚼、碾碎服用
替诺福韦/恩曲他滨/利匹韦林	片剂(300mg/200mg/25mg)(ⅰ)	不可以		不推荐将片剂溶于水服用。利匹韦林在很宽的酸碱度范围内均不溶于水
蛋白酶抑制剂				
阿扎那韦	胶囊(150mg,200mg,300mg)		不可以	不要打开胶囊,需要整粒服用
阿扎那韦/考比司他	片剂(300mg/150mg)	否		片剂应整体吞咽,不应咀嚼、破碎、切碎或粉碎
达芦那韦	片剂(75mg,150mg,400mg,600mg,800mg)口服液(100mg/ml)	是		与食物同服。压碎的片剂可以添加到少量的半固体食物或液体中,所有这些都应立即服用
达芦那韦/考比司他	片剂(800mg/150mg)	是		产品说明书不建议碾碎片剂服用。但是基于固定剂量组合片剂(TAF/FTC/DRV/c)的数据,碾碎片剂不会显著影响DRV/c药代动力学(ⅷ)

药物	剂型	可否碾碎片剂服用	可否打开胶囊服用	备注／评论
洛匹那韦／利托那韦	片剂(200mg/50mg) 口服液(80/20 mg·ml⁻¹)	不可以		口服液含42%乙醇,不要用水稀释,请用牛奶冲洗(不要用水);与食物一起食用,味苦;可用巧克力牛奶稀释
利托那韦	片剂(100mg) 溶液(80mg/ml)	不可以		口服液含43%乙醇,不要用水稀释(有沉淀的危险),可用牛奶冲洗;苦味;随餐服用
丙酚替诺福韦／恩曲他滨／达芦那韦／考比司他	片剂(10mg/200mg/800mg/150mg)(Ⅴ)	可以		碾碎片剂对片剂成分的药代动力学没有显著影响(注意:碾碎后TAF的生物利用度降低了20%,但这种降低不太可能具有临床意义。当分割药片时TAF生物利用度不变)(ⅷ)
其他				
多替拉韦	片剂(50mg)	可以		片剂可碾碎,加入少量半固体食物或液体中,所有这些都应立即食用
马拉韦罗	片剂(150mg,300mg)	可以		虽然没有任何碾碎后的药物代谢动力学信息,但是碾碎后预计不会对生物利用度产生负面影响

药物	剂型	可否碾碎片剂服用	可否打开胶囊服用	备注/评论
拉替拉韦（ⅲ）	片剂（400mg）咀嚼片（25, 100mg）	可以		咀嚼片的生物利用度较高，300mg 咀嚼片相当于 400mg 片剂
利匹韦林/多替拉韦	片剂（25/50mg）	不可以		片剂应整体吞咽，不应咀嚼、破碎或切碎
丙酚替诺福韦/恩曲他滨/比克替拉韦	片剂（25/200/50mg）（ⅴ）	不可以		片剂应整体吞咽，不应咀嚼、破碎或切碎
丙酚替诺福韦/恩曲他滨/艾维雷韦/考比司他	片剂（10/200/150/150mg）（ⅴ）	可以		产品说明书不建议碾碎服用。但是基于固定剂量组合片剂（TAF/FTC/DRV/c）的数据，碾碎服用不会显著影响 TAF/FTC 药代动力学(注意：碾碎后 TAF 的生物利用度降低了 20%，但这种减少不太可能具有临床意义)，同样，碾碎替诺福韦/FTC/EVG/c 对 EVG/c 的药代动力学没有显著影响
替诺福韦/恩曲他滨/艾维雷韦/考比司他	片剂（300/200/150/150mg）（ⅰ）	可以		碾碎服用不会显著改变药代动力学特征

药物	剂型	可否碾碎片剂服用	可否打开胶囊服用	备注 / 评论
阿巴卡韦 / 拉米夫定 / 多替拉韦 （vi）	片剂（600/300/ 500mg）	可以		片剂可碾碎,加入少量半固体食物或液体中,所有这些都应立即食用

预防 / 治疗机会性感染的用药

药物	剂型	可否碾碎片剂服用	可否打开胶囊服用	备注 / 评论
阿奇霉素	片剂（250,500mg） 悬浮液（40mg/ml）	不可以		
磺胺甲噁唑	片剂（400/80mg）, 强效片剂（800/ 160mg） 溶液（40/80mg/ml）	可以		用水稀释溶液 3 ～ 5 次（高渗透压）
氟康唑	胶囊（50,200mg） 悬浮液（40mg/ml）	不可以	可以	
乙胺嘧啶	片剂（25mg）	可以		随餐服用
缬更昔洛韦	片剂（450mg） 溶液（50mg/ml）	不可以	可以	难溶于水
利福平	片剂（450,600mg）	可以		空腹服用
	胶囊（150,300mg）	不可以	可以	
	悬浮液（20mg/ml）			
利福布汀	胶囊（150mg）	不可以	可以	与苹果酱、糖浆混合（不溶于水）
异烟肼	片剂（100,150mg）	可以		空腹服用

药物	剂型	可否碾碎片剂服用	可否打开胶囊服用	备注/评论
吡嗪酰胺	片剂(500mg)	可以		
乙胺丁醇	片剂(100,400mg)	可以		难溶于水,推荐:静脉注射
利福平/异烟肼	片剂(150/100mg,150/75mg)	可以		空腹服用
卫非特(利福平,异烟肼,吡嗪酰胺)	片剂(120/50/300mg)	可以		空腹服用
Rimstar(利福平,异烟肼,吡嗪酰胺,乙胺丁醇)	片剂(150/75/400/275mg)	可以		空腹服用
利巴韦林	胶囊(200mg)	不可以	可以	分散在橙汁中,随餐服用

ⅰ.在某些国家,替诺福韦被标为245mg而不是300mg,这反映的是前体药物的剂量(替诺福韦酯),而不是富马酸盐(替诺福韦)。

ⅱ.延长释放效果丢失。注意:与服用奈韦拉平200mg、每日2次相比,奈韦拉平400mg、每日1次(即时释放)能导致未达治疗剂量水平的患者体重(≥90kg)上涨。因此,应优先对体重过重患者使用奈韦拉平(每日2次)。

ⅲ.在产品信息中不建议使用粉碎片剂,但是当粉碎药物溶解在60ml热水中并通过胃造口术管时,RAL的吸收不会受到损害。另外,与吞咽完整片剂相比,HIV患者通过咀嚼片剂服用RAL 400mg时药物吸收率更高。

ⅳ.在产品信息中不建议使用粉碎片剂,但是当固定剂量组合片剂(Stribild)粉碎并与食物或滴剂一起使用时，替诺福韦 /FTC/EVG/c 的药代动力学特性与整个片剂的给药相比没有明显改变。

ⅴ．当与抑制 P 糖蛋白（P-gp）的药物共同使用时，TAF 的使用量为 10mg。当与不抑制 P-gp 的药物合用时，TAF 的剂量为 25mg。

ⅵ．当将固定剂量组合片剂（Triumeq）压碎并悬浮于水或肠内营养液中时，ABC/3TC/DTG 的药代动力学特征并未在临床上显著改变。（注：压碎使 DTG 暴露量增加 26%。）

ⅶ．取决于剂量，拉米夫定溶液的生物利用能力在其他含有山梨糖醇的液体制剂（例如：阿巴卡韦、奈韦拉平、磺胺甲基异噁唑）中有显著降低。

ⅷ．在产品信息中不建议碾碎片剂，但是当将固定剂量组合片剂（Symtuza）碾碎或分开使用时，TAF/FTC/DRV/c 的各个药代动力学特征没有显著改变。

6. 肝功能损伤患者抗逆转录病毒药物的剂量调整

见表 21-28。

表 21-28　肝功能损伤患者抗逆转录病毒药物的剂量调整

核苷类逆转录酶抑制剂	
阿巴卡韦	Child-Pugh A 级：200mg，每日 2 次（使用口服溶液）；Child-Pugh B 或 C 级：禁用
恩曲他滨	无须剂量调整
拉夫米定	无须剂量调整
丙酚替诺福韦	无须剂量调整
丙酚替诺福韦 / 恩曲他滨	无须剂量调整

核苷类逆转录酶抑制剂	
替诺福韦	无须剂量调整
替诺福韦 / 恩曲他滨	无须剂量调整
齐多夫定	Child-Pugh C 级:剂量减半,或服药间隔时间加倍
非核苷类逆转录酶抑制剂	
依非韦伦	无须剂量调整;肝功能损伤患者谨慎使用
替诺福韦 / 恩曲他滨 / 依非韦仑	
依曲韦林	Child-Pugh A 或 B 级:无须剂量调整。Child-Pugh C 级:无数据
奈韦拉平	中度和 Child-Pugh C 级:禁用
利匹韦林	Child-Pugh A 或 B 级:无须剂量调整。Child-Pugh C 级:无数据
丙酚替诺福韦 / 恩曲 他滨 / 利匹韦林	Child-Pugh A 或 B 级:无须剂量调整。Child-Pugh C 级:无数据
替诺福韦 / 恩曲他滨 / 利匹韦林	Child-Pugh A 或 B 级:无须剂量调整。Child-Pugh C 级:无数据
替诺福韦 / 拉米夫定 / 多拉韦林	Child-Pugh A 或 B 级:无须剂量调整。Child-Pugh C 级:无数据
多拉韦林	Child-Pugh A 或 B 级:无须剂量调整。Child-Pugh C 级:无数据
蛋白酶抑制剂	
阿扎那韦	轻度无须剂量调整 中度肝功能不良:300mg,每日 1 次(不含激动剂) Child-Pugh C 级:不推荐使用

蛋白酶抑制剂	
阿扎那韦 / 考比司他	轻度无须剂量调整
	中 Child-Pugh C 级:不推荐使用
考比司他	请参考主要 PI 的建议
达芦那韦	Child-Pugh A 或 B 级:无须剂量调整
	Child-Pugh C 级:不推荐使用
达芦那韦 / 考比司他	Child-Pugh A 或 B 级:无须剂量调整
	Child-Pugh C 级:不推荐使用
丙酚替诺福韦 / 恩曲他滨 / 达芦那韦 / 考比司他	Child-Pugh A 或 B 级:无须剂量调整
	Child-Pugh C 级:不推荐使用
洛匹那韦 / 利托那韦	无须剂量调整;肝功能有过损伤的患者谨慎使用
利托那韦	请参考主要 PI 的建议
融合抑制剂	
恩夫韦肽	无须剂量调整
进入抑制剂(FI)	
伊巴珠单抗（Ibalizumab）	无须剂量调整
CCR5 抑制剂	
马拉韦罗	无推荐剂量推荐。肝功能损伤患者的浓度可能增加
整合酶链转移抑制剂	
拉替拉韦	无须剂量调整
艾维雷韦	Child-Pugh A 或 B 级:无须剂量调整
	Child-Pugh C 级:无数据

整合酶链转移抑制剂	
多替拉韦	Child-Pugh A 或 B 级:无须剂量调整
	Child-Pugh C 级:无数据
比克替拉韦	Child-Pugh A 或 B 级:无须剂量调整
	Child-Pugh C 级:无数据
丙酚替诺福韦/恩曲他滨/艾维雷韦/考比司他	Child-Pugh A 或 B 级:无须剂量调整。Child-Pugh C 级:无数据
替诺福韦/恩曲他滨/艾维雷韦/考比司他	Child-Pugh A 或 B 级:无须剂量调整。Child-Pugh C 级:无数据
阿巴卡韦/拉米夫定/多替拉韦	参考单独药物进行剂量调整
丙酚替诺福韦/恩曲他滨/艾维雷韦/比克替拉韦	Child-Pugh A 或 B 级:无须剂量调整
	Child-Pugh C 级:无数据

7. 肾功能损伤患者的抗逆转录病毒药物的剂量调整

见表 21-29。

表 21-29 肾功能损伤患者的抗逆转录病毒药物的剂量调整

	eGFR(i)/(ml·min⁻¹)				血液透析(ii)
	≥50	30~49	10~29	<10	
核苷类逆转录酶抑制剂					
单药					
拉米夫定(iii)	300mg,每12小时1次或600mg,每24小时1次	无须剂量调整			
恩曲他滨(v)	200mg,每24小时1次	200mg,每48小时1次	200mg,每72小时1次	200mg,每96小时1次	200mg,每96小时1次
阿巴卡韦(v)	300mg,每24小时1次	150mg,每24小时1次	100mg,每24小时1次(vi)	25~50mg,每24小时1次(vi)	25~50mg,每24小时1次(iv,vi)
替诺福韦(viii)	300mg(viii),每24小时1次	300mg(viii),每48小时1次	不推荐使用 如果没有其他选择,300(viii)mg,每72~96小时1次	不推荐使用 如果没有其他选择300mg(viii),每7天1次	300mg(viii),每7天1次(iv)

女性和 HIV 临床实用问答 第2版

药物	eGFR（ⅰ）(ml·min⁻¹)		血液透析（ⅱ）	
			没有数据	数据有限
丙酚替诺福韦（ⅸ，ⅹ）	25mg（ⅺ）每24小时1次	无须剂量调整		
齐多夫定	300mg，每12小时1次		100mg，每8小时1次	100mg 每8小时时1次（ⅳ）
合剂				
阿巴卡韦（ⅲ）/拉米夫定（ⅴ）	600/300mg，每24小时1次	使用单药		
齐多夫定/拉米夫定	300/150mg，每12小时1次	使用单药		
阿巴卡韦/拉米夫定/齐多夫定	300/150/300mg，每12小时1次	使用单药		
丙酚替诺福韦（ⅸ）/恩曲他滨（ⅴ）	25（ⅺ）/200mg，每24小时1次		使用单药	
替诺福韦（ⅷ）/恩曲他滨	300（ⅷ）/200mg，每24小时1次	300（ⅷ）/200mg，每48小时1次	使用单药	

	eGFR（ⅰ）(ml·min⁻¹)	血液透析（ⅲ）
非核苷类逆转录酶抑制剂		
依非韦伦	600mg，每24小时1次	无须剂量调整
依曲韦林	200mg，每12小时1次	
奈韦拉平	200mg，每12小时1次	
利匹韦林	25mg，每24小时1次	
丙酚替诺福韦（ⅸ）/恩曲他滨（ⅴ）/利匹韦林	25（ⅺ）/200/25mg，每24小时1次	使用单药
替诺福韦（ⅶ）/恩曲他滨（ⅴ）/利匹韦林	300（ⅷ）/200/25mg，每24小时1次	使用单药
多拉韦林	100mg，每24小时1次	无须剂量调整；eGFR<10ml/min：无PK数据
替诺福韦（ⅶ）/拉米夫定（ⅴ）/多拉韦林	300（ⅷ）/300/100mg，每24小时1次	使用单药

蛋白酶抑制剂 (vii)	eGFR (i)/(ml·min⁻¹)	血液透析 (ii)
阿扎那韦/考比司他	300/150mg, 每24小时1次	无须剂量调整
阿扎那韦/利托那韦	300/100mg, 每24小时1次	无须剂量调整
达芦那韦/利托那韦	800/100mg, 每24小时1次;600/100mg, 每12小时1次	无须剂量调整
达芦那韦/考比司他	800/150mg, 每24小时1次	无须剂量调整
丙酚替诺福韦(ix)/恩曲他滨(v)/达芦那韦/考比司他	10/200/800/150mg, 每24小时1次	使用单药
洛匹那韦/利托那韦	400/100mg, 每12小时1次	无须剂量调整

其他	eGFR（i）（ml·min⁻¹）	血液透析（ii）
拉替拉韦	400mg，每12小时1次或者1 200mg（600mg/片的片剂2片），每24小时1次	无须剂量调整（xiii）
多替拉韦	50mg，每24小时1次	无须剂量调整（xiii）
拉米夫定（v）/多替拉韦	300/50mg，每24小时1次	使用单药
阿巴卡韦（iii）/拉米夫定C（v）/多替拉韦	600/300/50mg每24小时1次	使用单药（xvi）
利匹韦林/多替拉韦	25/50mg，每24小时1次	无须剂量调整（xiii）
丙酚替诺福韦（ix）/恩曲他滨（v）/比克替拉韦	25/200/50mg，每24小时1次	不推荐使用（没有BIC对于eGFR<15ml/min时的PK数据）

血液透析（ⅱ）

	eGFR（ⅰ）/（ml·min⁻¹）	血液透析（ⅱ）
丙酚替诺福韦（ⅸ）/恩曲他滨（ⅴ）/艾维雷韦/考比司他	10/200/150/150mg，每24小时1次	不推荐使用
替诺福韦（ⅶ）/恩曲他滨（ⅴ）/艾维雷韦/考比司他	300（ⅷ）/200/150/150mg，每24小时1次 如果eGFR<70ml/min不要使用	不推荐使用
马拉韦罗：在无CYP3A4抑制剂的情况下联合用药（ⅹⅳ）	300mg，每12小时1次	无须剂量调整
马拉韦罗：在有CYP3A4抑制剂的情况下联合用药（ⅹⅳ）	如果eGFR<80ml/min，150mg每24小时1次（ⅹⅳ）	
伊巴珠单抗 Ibalizumab	2 000mg负荷剂量，然后每2周800mg。无须调整剂量	

注：

ⅰ.估算肾小球滤过率（eGFR）：使用 CKD-EPI 公式计算。

ⅱ.对于连续非卧床腹膜透析（CAPD），可使用血液透析剂量。但是，CAPD 中药物的清除取决于 CAPD 条件。因此建议进行 TDM，检测药物浓度。

ⅲ.ABC 潜在的心血管风险可能会增加与肾衰竭相关的心血管风险。

ⅳ.透析后。

ⅴ.肾功能受损时体内大量积累。尽管对线粒体 DNA 聚合酶的亲和力低，在严重肾功能不全的患者中临床毒性很少；但长期线粒体毒性是可能的，必须加以监测（多发性神经病，胰腺炎，乳酸性酸中毒，脂肪营养不良，代谢干扰）。

ⅵ.负荷剂量 150mg。

ⅶ.替诺福韦和增效蛋白酶抑制剂与肾毒性有关；如果预先存在慢性肾病、慢性肾病风险因素和 / 或估算肾小球滤过率降低，则考虑选用其他抗逆转录病毒治疗。

ⅷ.在某些国家，替诺福韦被标为 245mg 而不是 300mg，这反映的是前体药物的剂量（替诺福韦酯），而不是富马酸盐（替诺福韦）。

ⅸ.有限的临床数据表明血液透析中的积累有限。但是，尚无关于残留肾脏功能和骨骼毒性的长期数据。还没有关于 eGFR<10ml/min，但没有透析患者的数据。

ⅹ.仅可用于乙型肝炎。

ⅺ.如果与增效剂（RTV 或者 COBI）联合用药，则剂量为 10mg。

ⅻ.在接受透析的终末期肾脏疾病患者中，一般应避免使用 TAF/FTC/EVG/c。但是，如果认为潜在的收益大于潜在的风险，可谨慎使用 TAF/FTC/EVG/c。一项临床研究证实了 TAF/FTC/EVG/c 在慢性透析患者中的安全性。

ⅹⅲ.肾损伤患者可用的数据有限；药代动力学数据表明不需要进行剂量调整。

ⅹⅳ.有关具体建议，请参见产品特性摘要；eGFR ≤ 30ml/min 时谨慎使用，如果与增效剂（RTV 或者 COBI）联合用药，则剂量为 10mg。

ⅹⅴ.在慢性透析终末期肾脏疾病的 PLWH 中，一般应避免 TAF/FTC 和 TAF/FTC/RPV 单片治疗。但是，如果认为潜在的利益大于潜在的风险，请谨慎使用这些组合。

ⅹⅵ.在接受透析的终末期肾脏疾病患者中，一般应避免使用 ABC/3TC/DTG。一项最近的病例系列研究发现，在接受透析的患者中，使用 ABC/3TC/DTG 似乎是安全有效的选择。

8. 肾功能损伤患者的非 ARV 的剂量调整

见表 21-30。

表 21-30　肾功能损伤患者的非 ARV 的剂量调整

治疗类和药物	CL$_{CRT}$ 阈值调整 [a,b]	额外信息 [c]
抗菌药物 [d]		
喹诺酮类		
环丙沙星	≤ 60ml/min	
左氧氟沙星	≤ 50ml/min	
氧氟沙星	≤ 50ml/min	
头孢菌素		
头孢泊肟	≤ 40ml/min	
头孢他啶	≤ 50ml/min	
头孢吡肟	≤ 50ml/min	
青霉素		
阿莫西林 / 克拉维酸盐	≤ 30ml/min	
苄青霉素(肠胃外)	≤ 60ml/min	
哌拉西林 / 他唑巴坦	≤ 40ml/min	
氨基糖苷		
阿米卡星	≤ 70ml/min	剂量依赖性耳毒性和肾毒性。如果有其他选择,请避免用于肾功能不全的患者,如果没有其他选择,则进行 TDM 监测
庆大霉素	≤ 70ml/min	
妥布霉素	≤ 70ml/min	

治疗类和药物	CL_{CRT} 阈值调整 [a,b]	额外信息 [c]
其他		
呋喃妥因		避免用于 CL_{CRT}<60ml/min 的患者
甲氧苄啶 / 磺胺甲噁唑	≤ 30ml/min	
万古霉素	≤ 50ml/min	剂量依赖性肾毒性推荐 TDM 监测血药浓度
抗真菌		
氟康唑	≤ 50ml/min	单剂量治疗无须调整
抗病毒		
利巴韦林	≤ 50ml/min	
伐昔洛韦	可变的	剂量调整取决于适应证和患者特征(<30ml/min,<50ml/min 或 <75ml/min)
抗分枝杆菌		
乙胺丁醇	≤ 30ml/min	
抗血栓		
阿哌沙班	<50ml/min	剂量调整取决于适应证和患者特征。对于 CL_{CRT}<50ml/min 的患者可能需要剂量调整。避免用于 CL_{CRT}<15ml/min 的患者
达比加群酯	≤ 50ml/min	禁用用于 CL_{CRT}<30ml/min 的患者
依多沙班	≤ 50ml/min	避免用于 CL_{CRT}<15ml/min 的患者

治疗类和药物	CL_{CRT} 阈值调整[a,b]	额外信息[c]
依诺肝素	<30ml/min	剂量调整取决于适应证和患者特征
利伐沙班	<50ml/min	剂量调整取决于适应证和患者特征。如果 CL_{CRT}<50ml/min，可能需要剂量调整。如果剂量为 10mg 每日 1 次，则无须调整剂量避免。避免用于 CL_{CRT}<15ml/min 的患者
β 受体阻滞剂		
阿替洛尔	≤ 35ml/min	
索他洛尔	≤ 60ml/min	
血管紧张素转化酶抑制剂		
依那普利	≤ 80ml/min	调整起始剂量
赖诺普利	≤ 80ml/min	调整起始剂量
培哚普利	<60ml/min	
雷米普利	<60ml/min	
强心药		
地高辛	≤ 100ml/min	调整剂量以维持和增加剂量。如果有替代方案的情况下，肾脏功能不全的患者避免使用
降糖药		
双胍类		
二甲双胍	<60ml/min	对于 CL_{CRT}<30ml/min 的患者禁忌

治疗类和药物	CL_{CRT} 阈值调整 ^{a,b}	额外信息 ^c

胰高血糖素样肽（GLP-1）受体激动剂

| 艾塞那肽 | ≤ 50ml/min | 避免用于 $CL_{CRT}<30ml/min$ 的患者 |

二肽基肽酶 -4（DPP-4）抑制剂

阿格列汀	≤ 50ml/min	
西格列汀	<45ml/min	
沙格列汀	<45ml/min	
维格列汀	<50ml/min	

钠葡萄糖共转运体 2（SGLT2）抑制剂

卡格列净	<60ml/min	如果 $CL_{CRT}<60ml/min$，则不应启动。如果在治疗期间 CL_{CRT} 低于 60ml/min，则需调整剂量；如果 $CL_{CRT}<45ml/min$，则停止使用（缺乏疗效）
达格列净	–	如果 $CL_{CRT}<60ml/min$，则不应启动。如果 CL.<45ml/min，则停止使用（缺乏疗效）
恩格列净	<60ml/min	如果 $CL_{CRT}<60ml/min$，则不应启动。如果在治疗期间 CL_{CRT} 低于 60ml/min，则需调整剂量；如果 $CL_{CRT}<45ml/min$，则停止使用（缺乏疗效）

痛风药

| 别嘌醇 | ≤ 50ml/min | |
| 秋水仙碱 | ≤ 50ml/min | 剂量依赖性毒性。建议常规监测秋水仙碱不良反应 |

治疗类和药物	CL$_{CRT}$ 阈值调整 [a,b]	额外信息 [c]
抗帕金森病药		
普拉克索	≤ 50ml/min	剂量调整取决于适应证
镇痛药		
非甾体抗炎药	–	避免在任何阶段的肾功能不全的人群中长期使用
吗啡	–	肾功能不全者由于 6- 吗啡 - 葡糖醛酸(高活性代谢物)积累而出现呼吸抑制的危险。如果有替代方案则避免使用或进行滴定以适当控制疼痛,并密切监测用药过量的迹象
羟考酮	<50ml/min	初始剂量:开始时降低剂量,进一步滴定至适当的疼痛控制并密切监测药物过量的迹象
曲马多	<30ml/min	加药间隔延长至 8 ~ 12 小时。每日最大剂量 200mg
抗精神病药		
加巴喷丁	<80ml/min	
左乙拉西坦	<80ml/min	
普瑞巴林	<60ml/min	
精神抑制药		
锂	<90ml/min	减少剂量并缓慢滴定。推荐使用 TDM。如果患者 CL$_{CRT}$< 30ml/min 则避免使用

治疗类和药物	CL_CRT 阈值调整 [a,b]	额外信息 [c]

改变病情抗风湿药（DMARD）

甲氨蝶呤（低剂量）	<60ml/min	剂量依赖性毒性。如果患者 CL_CRT<30ml/min 则禁用

注：

[a] 主要根据 Cockcroft 公式（CL_CRT：肌酐清除率）估算的用于调整剂量的肾功能

[b] 对于肌酐清除率 <15ml/min 或接受透析的患者，应咨询肾脏病医生

[c] 参考药物包装、说明书以了解具体剂量调整

[d] 不得对抗菌药物的负荷剂量进行剂量调整

9. HIV 感染者的疫苗接种

见表 21-31。

表 21-31 HIV 感染者的疫苗接种

感染	HIV 阳性患者接种疫苗的合理性	备注
流行性感冒病毒	肺炎发生率较高。明确建议所有 HIV 阳性患者接种	每年均接种
人乳头瘤病毒（HPV）	HIV 感染人群中 HPV 感染率高，感染 HPV 后子宫颈癌和肛门癌的发生率较高	对于 9 ~ 40 岁的 HIV 阳性患者接种 3 剂，（根据年龄、性别、性取向，医疗保险覆盖）。尽可能接种 9 价疫苗 接受高度子宫颈发育不良治疗的人可从全程疫苗接种中受益，以进行二级预防

感染	HIV 阳性患者接种疫苗的合理性	备注
乙型肝炎病毒（HBV）	HIV 感染人群中 HBV 感染率高，HIV 加速肝脏疾病的发展	如果血清抗体为阴性，则接种。根据国家指南，重复注射直至乙型肝炎表面抗体≥10IU/L 或≥100IU/L。在无反应者中，为达到≥100IU/L，如果乙型肝炎表面抗体<10IU/L，则重复注射 3 次；如果乙型肝炎表面抗体<100IU/L，则重复折射 1 次（ii）；特别是 CD4 细胞计数低且 HIV 病毒载量高的情况下，考虑剂量加倍（40μg）
甲型肝炎病毒（HAV）	根据风险状况 [旅行、与儿童密切接触、MSM、静脉吸毒者(IVDU)、活动性乙型或丙型肝炎感染、慢性肝病]	如果血清抗体为阴性，则接种。可以考虑检查高风险个体的抗体滴度。甲型肝炎病毒 / 乙型肝炎病毒共同疫苗预期的免疫反应较弱
脑膜炎奈瑟菌	根据风险状况（旅行、与儿童密切接触、男男性行为者）	如果可及，请使用共轭 4 价疫苗(iii)（注射 2 针，间隔 1 ~ 2 个月）。如果持续暴露，则每五年加强一次。不再推荐多糖疫苗
肺炎链球菌	艾滋病感染者中肺炎链球菌侵袭性疾病的发病率和严重程度较高。明确建议所有 HIV 阳性患者接种疫苗	对于所有个体，一次剂量的共轭 > 13 价疫苗(iii)（CPV-13），之前接种过 PPV-23 多糖疫苗的也可以接种。无任何加强剂量的常规建议。一些国家指南建议，对于所有 PLWH，应用 CPV-13 至少 2 个月后再应用一次 PPV-23
水痘 - 带状疱疹病毒（VZV）	HIV 感染者中水痘和带状疱疹的发病率和严重程度都较高	如果之前没有暴露史，则进行血清学检测。如果血清检测为阴性，则予以接种，最好使用含佐剂的亚单位疫苗，而不是减毒活疫苗

感染	HIV 阳性患者接种疫苗的合理性	备注
黄热病毒	HIV 感染者如果必须前往特定的国家,则考虑接种黄热病毒疫苗	如果过去或现在患有血液肿瘤或胸腺受累及(胸腺瘤切除／放射治疗),则禁忌接种。每 10 年加强一次
狂犬病		对于 CD4 计数小于 200/µl 或未抑制病毒血症的 HIV 感染者,考虑暴露前接种 3 剂疫苗(0、7、28 天),并在 14 天后进行滴度对照。所有未接种疫苗的暴露后均需使用免疫球蛋白

注:

ⅰ.同时或间隔 4 周后应用活疫苗。

ⅱ.在无反应的情况下,抗逆转录病毒治疗方案中应包含替诺福韦或 TAF。

ⅲ.偶联疫苗更具免疫原性,诱导记忆细胞,对加强针反应更好,减少黏膜的定植。

· 根据相关医学指南或政策接种疫苗,在实现了抑制病毒血症和免疫重建之后接种疫苗效果更佳(CD4 细胞数 >200/µl)

· CD4 细胞计数 <200/µl（<14%）时,或患有未经抑制的病毒血症,一旦实现了足够的免疫重建（HIV 病毒载量检测不到,CD4 细胞计数 >200/µl）时,考虑进行重复疫苗接种

· 由于 HIV 阳性患者的疫苗反应可能明显降低（即血清转化率较低,滴度降低较快）,考虑用检测抗体滴度以评估其有效性

· 避免多糖疫苗接种

· 对于下列减毒活疫苗（ⅰ）

（除了对一般人的限制外）:水痘、麻疹、腮腺炎、风疹、黄

热病，如 CD4 细胞计数小于 200/μl（14%）禁用。HIV 载量未控制的患者接种疫苗后，保护力差

· 如 CD4 细胞计数 <200/μl（14%），禁用口服活伤寒疫苗，建议接种灭活的肠胃外多糖疫苗，最好 CD4 细胞计数 >200/μl（>14%）时接种

二十二、患者诊疗心理历程

故事一

生命在这里延续!

"爸爸、妈妈!"听到这一声声稚嫩的童音,对一个家庭来说很平常。拥有一个健康的宝宝,对一对夫妻来说是很大的愿望,更是一件快乐、幸福的事情。

那是在 2010 年年底发生的一件事情:一位外地孕妇在怀孕 4个月产检时,被检测出感染了艾滋病病毒。得知这一消息时,她犹如晴天霹雳,无法接受这个残酷的现实,她不明白上天为何对她如此的不公平!从小到大一直安分守己,严谨做人,善待朋友及家人,为何会摊上这样倒霉的事情!绝望的她不知道自己的生命还有多久，满脑子都是死亡。她觉得自己有口难辩，只想结束生命来证明自己一生的清白。但是当她看到年迈的老母亲那消瘦的脸庞、痛苦的神情、单薄的身影时，她告诉自己要学会坚强，决不能丢下妈妈不管。当她想起一年前去世的老父亲最大的心愿就让她照顾好妈妈，让她在天伦之乐中安享晚年；希望她有一个幸福的家庭。难道要让父亲的遗愿化为泡影吗？不能，决不能！我要把这个孩子生下来，这是我的权力，我要让这个孩子给我的生活带来希望，她又一次下定了决心。然而事实是残酷的，因为她感染了艾滋病毒，当地医生告诉她最好不要这个孩子，因为即使吃药阻断后也不能为她接生这个孩子，她又一次陷入了绝望。孩子是无辜的呀，我一定要拥有这个孩子，这是她和她的家人最大的愿望，这也似乎成为他们的一种奢望。在一家人冷静商量之后，他们决定来到北京寻找最后一丝希望。于是，他们来到北京佑安医院求助。

2011 年元旦过后，她和母亲怀着忐忑不安的心情来到佑安医院，找到了专门从事艾滋病母婴阻断工作的专家孙丽君主任。孙主任耐心倾听了她的诉说并为她进行了全面检查，还给她讲解了艾滋病母婴阻断的知识，并告知她可以在佑安医院生孩子。听到这一席话，她如释重负，暂时忘记了自己是一个病人，露出了轻松的笑容。通过短暂的沟通，孙主任还信心十足的告诉她只要按时吃药，母婴阻断有 99% 的成功率。听到这一喜讯，她更加鼓足了生活的勇气和信心，为了老母亲、为了孩子，她积极接受了抗病毒药物治疗。

在接下来的 5 个月里，她往返于老家和北京佑安医院，每天按时服药，每个月按期到北京佑安医院做检查，感染中心门诊的医护人员都曾给予她关爱和安慰。时间一天天过去，终于迎来了小生命将要降临的这一天，她住进了佑安医院妇产科。第二天上午10点剖宫产，当宝宝呱呱坠地时，医护人员立刻紧张地忙碌起来，采血、检查、给宝宝及时服药。宝宝出生后她不敢多看一眼，也不敢亲亲抱抱……经过难熬的等待，检查结果终于出来了，艾滋病病毒核酸为阴性，她那颗悬着的心终于落地了。一家人激动地都哭了，她忍不住抱起仍在熟睡中的宝宝亲了又亲，泪水止不住的流满脸颊，那是激动的泪水、那是幸福的泪水！孩子的姥姥嘴里不住地念叨：不知用什么来报答北京佑安医院，只能在心里一千次一万次的说谢谢！孩子的父亲则开心地要喝酒庆祝，并给宝宝起名为"天佑"、小名"安安"，一是寓意孩子是在首都北京佑安医院出生的，感谢佑安医院给了宝宝生命，尤其感谢孙主任及其团队——性病艾滋病门诊的全体医护人员，二来也是希望孩子能够得到老天的保佑，永远健康快乐地成长。

就这样一家人抱着小天佑出院了。按照约定，宝宝在2个月和6个月时又做了两次检测，结果仍是阴性。现在宝宝已经七岁多了，健康活泼，当母亲看着可爱的宝宝一天天长大时，心里充满了幸福感。母婴阻断成功了，她和所有的妈妈一样陪伴在宝宝身边，分享宝宝的喜怒哀乐。她也回到了工作岗位上，健康积极地生活，勤奋努力的工作，用她有限的生命为宝宝和老母亲撑起了一片蓝天。

故事二

HIV 双阳家庭——我可以当妈妈了！

时光倒回到 2007 年，20 出头的广东女子李丹丹（化名）刚刚结婚半年，就得到了怀孕的喜讯，但丈夫的一次外伤彻底改变了她的生活。外伤手术中，医院为其丈夫验血，发现他 HIV 阳性，建议从没有做过产检的李丹丹也尽快检测。检查结果出来了，她也被丈夫传染了艾滋病病毒。

犹如晴天霹雳，一夜之间，李丹丹从一个幸福的准妈妈成了一个艾滋病病毒感染者。她无法接受这个残酷的现实。然而，她都没有时间去想自己的生命还有多久，一个抉择已经摆在眼前——肚子里 7 个月的孩子怎么办？

她跑遍了周边的大医院，当地医生告诉她这个孩子不能要，因为即使吃药阻断后也不能为她接生这个孩子。没办法，她最终做了引产手术。他俩的这个病还要瞒住家里的老人，只好忍住悲痛骗老人说孩子检查有畸形。因为后续还要进行抗病毒治疗，又怕被亲戚知道，小月子都没做完，夫妻俩就远远地离开老家，来到北京开了家网店，一边做生意一边在北京佑安医院性病艾滋病门诊服用抗病毒药治疗。

2010 年春季的一天，李丹丹又来北京佑安医院拿药，她突然看到一位年轻女士抱着婴儿从一间诊室走出来。李丹丹也不知道自己是哪里来的勇气，一下子就冲进了那间诊室——那是李丹丹与孙丽君主任的第一次见面。这一天，命运向李丹丹打开了一扇窗。孙丽君告诉她，像她这样的艾滋病病毒感染者也可以生一个健康的宝宝。其后，在孙主任指导下，经过几个月的治疗，他们夫妻双方的病毒载量都降到了一个很低的数值，孙丽君告诉李丹丹，她可以尝试要一个宝宝了。这年的春节，李丹丹挺着肚子跟丈夫一起欢天喜地地回广东老家了。家里催着他们要孩子呢，他们已经好几年没敢回家过春节了。

事情一波三折。过完春节，夫妻俩在回北京的火车上又出现了意外。之前孙丽君在给李丹丹做产检时就发现李丹丹有宫颈癌前病变，但怀孕期间不好处理，本想等孩子生下来再治疗，但是事与愿违她阴道出血，有先兆流产迹象。孙丽君接到了她从火车上打来的求救电话，立即查列车时刻表，同时告诉她，如果出血量大，就在最近的大站下车去医院，如果出血量小就坚持到北京。与此同时，孙丽君又联系急救车到北京火车站接人，让医院妇产科做好抢救准备。10个小时后，急救车接上了李丹丹，一路飞驰送到了北京佑安医院。

最终，孩子32周早产，出生不到2kg。采血、检查、给宝宝及时服药，放进暖箱。经过难熬的等待，检测结果终于出来了，宝宝艾滋病病毒抗体为阴性，李丹丹夫妇那颗悬着的心终于落地了！在暖箱住了2个多月后，孩子健康出院了。孩子的父亲给宝宝起名为"心佑"、小名"幸运"，一是寓意是佑安医院给了宝宝生命，感谢孙主任和她的团队给予对他们的帮助；二来也是希望孩子能够得到老天的保佑，永远健康快乐地成长。

按照规定，宝宝在 6 个月和 2 岁时又做了 2 次检测，结果仍是阴性。如今小心佑已经 7 岁多了，健康活泼。半年前，他妈妈又为他生下了一个健康的弟弟。

故事三

HIV 女阳男阴家庭——圆梦！

对于一个艾滋病病毒感染者的母亲，为了拥有一个健康宝宝，不仅要忍受身体的痛苦、心灵的磨难、妊娠期的恐惧，同时还要承受社会的压力，以及孩子诞生以后外界的歧视等负面因素。这其中饱含的心酸、忐忑、期待、幸福，只有医者和患者最清楚！

有一位徐女士（化名），在怀孕 6 个月的时候检查出艾滋病病毒感染，但她丈夫没有感染，她在老家做了引产，离了婚，辞了工作，一个人来到北京。

后来她又结婚了，丈夫很健康，也很想要一个宝宝。他们在网上查到了孙丽君医生，并找到了她。很顺利，徐女士怀孕了，分娩恰好是在农历大年三十。徐女士生了一个 8 斤重的胖小子，产房外的丈夫抱着孩子喜极而泣。孙丽君问了一句："你知道爱人有艾滋病，为什么还要和她结婚？"丈夫说："我们是中学同学，我一直的梦想就是娶她。"

在孙丽君主任几平方米的小小诊室里，世间百态，尽数上演，有感动时刻，也有能看到人性阴暗的一面；有背叛欺骗，也有生死相依生死不弃。

一些人说，已经是艾滋病患者了，还生什么孩子？他们自己还不知道能活多久，孩子不是很不幸嘛。来孙丽君门诊的很多人初衷都是来做引产的，但在孙丽君和她的团队感召下，他们中的多数人最终选择生下了孩子。

我们都不是当事人，虽说我们都无法站在道德的角度去评判他们的选择，但是事实做了最好的回答。

故事四

HIV 男阳女阴家庭——抱着宝宝他不禁泪流满面！

一个初为人父发自肺腑的心声：

"第一眼看到宝宝时，我莫名地激动，那么小，那么软，那么可爱的嫩肉肉，基因的纽带太神奇啦，能让平时不苟言笑、更不易动情的初为人父的我，看到这个小家伙时不禁泪流满面！"

"原本要孩子是我想都不敢想的，因为孙丽君主任那些话，我始终记得，您说我们也可以要正常的宝宝的，谢谢您孙医生，真的谢谢你！此刻我无法用语言表达我的心情了，支撑生命的是信念、希望、情爱。一个孩子圆满了一个家庭，给绝望者以希望，让生命得到延续，感谢以您为首的佑安艾滋病母婴阻断临床治疗团队的专业指导和建议，让我在感染 HIV 2 年后、服药 1 年后，安全、顺利地让爱人怀孕并平安生产。给了我个性化、有针对性的临床指导……记忆犹新的是您……同时严格保护我和家人隐私……佑安的专业和医者仁心的品德，一定会在各位感染科专家的手中继承和发扬。再次万分感谢您！"

"也许您最明白我心情的另一种激动，真的谢谢您在关键时间的指点迷津，让我也能感受天伦之乐！"

故事五

HIV 男阳女阴——办法总比问题多，乌云背后定有蓝天

金秋九月，是收获的季节。女儿的出生，给这个本就美丽、多彩的季节增添了梦幻的感觉。一年前，当我走进孙丽君主任的诊室，跟她嗫嚅着说出我想要个孩子时，我还不敢相信梦想能成真。

孙主任简单询问了我的情况，给了我肯定的答复。当时我的紧张情绪稍有缓解，但依然伴随着深深的忐忑和不安。作为阳性人群里的一员，基本上在知道结果时就给自己判了死刑，总把正常的生活当作一种奢望，对于结婚生子更是想也不敢想。随后的日子，在孙主任的指导下，我做了所有该做的检查，在等待结果的日子里，爱人意外提前怀孕了。这种惊喜，伴随着更多的是焦虑，压得我几乎喘不过气来。还好，检查结果很令人满意，各项指标都在安全范围内。

接下来是漫长而焦急的等待，爱人的孕吐反应特别强烈，每一次的剧烈呕吐中，我似乎总能看到当初自己在病毒入侵时剧烈反应的影子，这更加剧了我的焦虑。整个孕期也并不如想象的顺利，首先是孕酮低，我紧张地向孙主任询问是不是有什么问题，孙主任告诉我二者没有关系后，我才长长舒了一口气。

如今，女儿已经长得越来越可爱，每次亲吻她肥嘟嘟的小脸总有心要化掉的感觉。小家伙也逐渐摆脱了吃完就睡的状态，开始打量周围的人和环境。每次看着她，哪怕只是片刻的凝视，都有父爱泛滥的幸福感，我也不禁开始思考生命的意义。爱人说，有了女儿后，我有了很多的变化，因为女儿对我有着更深的意义。

对于别人，结婚生子也许是正常得不能再正常的事情，而对于曾经的我，总觉得是一道难以逾越的沟壑。而当你勇敢地跨过去之后，你会发现，办法总会比问题多，乌云背后隐藏的一定还有蓝天和彩虹，这种经历无异于一种新生。

北京的多彩之秋即将过去，冬天的脚步也正在逼近。这也许与人生有着某种相似之处，我们没有办法永久地停留在某一个状态，喜怒哀乐如同生活中的酸甜苦辣，是一种必须的交替。品尝不同的滋味，勇敢地一路向前，这应该才是生命的真谛。因为，这个世界上，应该会有很多愿意为生命打开窗户的人，为我们加油鼓劲——北京佑安医院孙丽君主任的团队就是其中之一。

从准备怀孕直至女儿的安全出生，得到了孙主任和她团队的同仁们很多无私的帮助，他们的帮助于我早已超脱了普通的医患关系，更像是黑夜里的一盏明灯，是一种温暖，一种鼓励，一种希望，给了我生命的延续，也让我懂得了很多的珍惜。他们不仅为女儿打开了生命之门，对于我的生命无异于有着一种再造之恩。这篇浅文是想把这种希望之火传递下去，鼓舞到更多的人，让更多的人获得正能量。希望能够看到更多的人放下偏见，一个人犯一次错不代表他满身都是污点，犯错的孩子也有一颗善良并向往真善美的心。希望这个社会上，能够有更多如孙主任和她团队的同仁们这般愿意为生命打开一扇窗的人！

故事六

HIV 男阳女阴——接受科学治疗，一样拥抱阳光

2013 年，在我刚刚承受流产带来的伤痛不久，又一场突如其

来的打击让我更加震惊和绝望，一向阳光健康的老公突然被确诊是HIV携带者，而且我有可能已在不知不觉中成为被感染者，晴天霹雳！这个消息几乎把我们俩推向绝望的深渊，恐惧、绝望、无助、迷茫，始终包围着我们俩，天天感觉像在做噩梦，几经辗转找到了北京佑安医院的孙丽君医生。

我记得第一次见她，看到她和蔼的笑容时，我哭得眼泪哗啦。她鼓励我们，告诉我们艾滋病并不可怕，可以控制病情，可以正常地生活工作。她给我和老公做了相关检测，确定我没有被感染，并根据老公的情况给予合适的治疗方案，并再三鼓励他树立信心对抗疾病。转眼间三年多了，在孙医生的关心和指导下，老公的身体越来越好，CD4细胞也上升到正常指标，久违的笑容与阳光也时常挂在他脸上，我们现在也有了对未来的希望和追求。

孙医生不但让我老公恢复了健康，她和她团队的同仁指导我们科学备孕，让我们也能拥有一个健康可爱的宝宝，享受天伦之乐。

作为一个患者的家属我感谢孙丽君医生，感谢她的团队，她们拯救了我老公，拯救了我们这个家。作为一名医学工作者，我敬佩孙老师精湛的医术和高尚的医德，她是我们学习的楷模，她的团队是一支有爱心、尊艾患、重生命的抗艾团队。

我也想用我们的经历告诉广大病友，艾滋病并不可怕，只要接受科学的治疗，树立信心，我们一样能拥抱阳光，开心快乐地生活每一天。

故事七

女阳男阴：不离不弃，
Because tomorrow will be better！

　　我本人是一名医务工作者，也是一名 HIV 感染者，大约在 3 年前的一天，我发现自己怀孕了，当时别提有多高兴了，自己要当妈妈了，兴奋地睡不着觉，把这个消息告诉了我的家人和老公。一大早就赶去医院做检查准备建档，一周后医院通知我去取检查结果，当时所有的单子都是阴性，只有 HIV 这一项显示是待检测，医生告诉我现在建不了档，还要再继续做一个复查，我一下子就懵了，因为我深知 HIV 代表着什么！我毫不犹豫地又做了一次检查，直到拿到确诊单，我还不相信，觉得一定是中间哪里出差错了，或者是把我的和别人的弄混了。怎么可能？我的结果怎么会是 HIV 阳性呢？我从来没有接触过这些怎么自己会被传染上呢，难道老天在和我开玩笑戏弄我吗？我嘴里嘟囔着绝对搞错了，医生你们要不要再测下呀？那位医生很淡定地告诉我：没错，没有错，你的结果就是阳性。

　　天哪，一个星期前我还兴高采烈地要当妈妈了，美的要飞起来了，现在一个重磅炸弹突然把我彻底打入了无底深渊，我真的崩溃了。取结果的那天是老公和我一起去的，我崩溃到了站都站不稳，哭得上气不接下气，脑子一片空白，明明想要走路可是双腿好像失去了知觉不知道该往哪走。回到家中，我自己坐在黑漆漆的屋子里，灯也不开，水也不喝，饭也不吃，把自己活生生的变成了一个行尸走肉，对生活对家庭已经没有了动力，失去了理智，自己坐在床前望着窗外，脑子里想的全是自暴自弃，想过要做完流产后远走他乡，也想过要从楼上跳下去一了百了，或者吃几片安眠片睡过去得了，活着真的是没有意义了。我该怎么面对家人、面对朋友、面对自己的老公？脑海里浮想出各种画面各种可能。HIV 彻底地剥夺了我做妈妈的权利，也彻底地夺走了我本来应该很幸福的家庭，我不能把这个病毒传染给自己的孩子和老公，我不想让他们也像我一样承受着这样的痛苦。我对老公说：我想好了，咱们去办离婚手续吧。老公站着一句话没有说，只是看着我等我把话说完。可让我没想到的是：他居然问我，为什么，为什么要离婚，难道就是因为你检查出了 HIV 阳性吗？得这个病就要离婚？我默默地点了下头。我说：你难道不知道这个是什么病吗？我不想拖累你，你还年轻还可以再找一个老婆，你还可以生活得更好才对，也请你现在离我远一点，不要让我觉得自己很卑微。我说完后老公笑了，他笑我傻，笑我把他当成什么了，他安慰我说：不要想太多，也不要有压力，更不要说一些让自己丧气的话，既然咱俩是夫妻，我就会和你共同去面对一切困难，去承担一切，帮你分担你的痛苦，相信你老公绝对会对你不离不弃！老公的这番话触动了我，我抱着他，除了哭什么也表达不出来了。那几天在父母和朋友和老公的开导安慰下，我终于慢慢地抛弃轻生的念头，也鼓起了勇气去接受专业治疗，因为我要活下去。

我们找到了这方面很权威的孙丽君主任，孙主任很热情、也很和蔼可亲，那时候我已经怀孕 12 周了，当见到孙主任第一面的时候，我母亲哭了，她流着眼泪恳求孙主任救救我和我腹中的胎儿。孙主任很耐心、也很细心地给我们讲了一番话，这番话的力量让我又重新看到了希望和光明！孙主任像妈妈一样对我说：孩子，别怕，没事的，不仅你会没事，连你腹中的胎儿也会平安无事的，只要吃上药后，几个月你体内的病毒载量就会被控制住，会阳转阴检测不到的，你还是和正常人一样和以前没有什么区别的，也还是可以正常的工作、生活、交友的，而且你的生命也不会受到很大的影响，还是和正常人有一样的寿命，只不过就是和高血压、糖尿病患者一样每天吃点药而已，吃上药后更不会传染给家人和你老公了。她还让我老公不要担心，让我要振作起来，正确面对自己、积极乐观地生活，更不要因此就自己看轻自己。而且她还笑着对我说："你不仅可以生宝宝，以后你和你老公还可以生二胎、三胎呢！也保证都是健康的宝宝呀！"

什么？真的吗？我没有听错吧，我可以保住现在腹中的胎儿，可以继续妊娠而且宝宝还会很健康，不会被我传染上？这真的是我人生中听到的最开心、最高兴的好消息了！通过孙主任的解答，我对人生充满了希望，我不是一个被遗弃、被抛弃的人，我更不是一个怪物。我还是和正常人一样的，我的世界依然光明无限。我还得知，HIV 女性患者不但可以怀孕，而且可以母婴阻断，阻断的成功率已高达 98%，只要我们遵医嘱、按时检查、定时吃药，我和我的孩子们都是平安健康的。通过孙主任的治疗，目前没有发现一名母婴垂直传播的婴儿出生。这对我们全家来说好比中了彩票一样，高兴得喜极而泣！瞬间我就动力满满信心十足，即使不为别的，为了我腹中的胎儿我也要坚强坚持。

回到家中后，我开始大口吃饭、大口吃肉，每天按时吃药。半年后，孙主任给我重新检测了病毒载量，我的病毒已经被很好控制住了，病毒载量阳转阴了，这也就意味着我的宝宝很健康、很安全了。毫不夸张地说，是孙主任给了我第二次生命，带给了我们全家希望！也是孙主任把我的宝宝成功的带到了这个世界上，给了我宝宝的生命的开始！她是我的幸运女神！是我人生中的 Luck Key！

现在我的宝宝已经快一岁了，我们做了好几次检查，结果都是阴性的，宝宝很健康正在茁壮地成长着！我们一家三口每天快乐地生活在一起，看着孩子健健康康地长大，学会叫爸爸妈妈，人生足矣！幸福的定义原来是如此的简单！在这两年的时间里自己亲身感受，从对人生的绝望到重获希望，再到现在的幸福美满，真的有太多的感慨、感恩和感谢。我要感谢父母的关心、朋友的支持、老公的理解包容，尤其是孙主任鼓励我的不放弃！还有自己的坚强，宝宝那强有力的胎心胎动。是佑安医院孙主任的团队，是你们所做的一切，才成就了今天的我，一个无比坚强的我、一个充满希望充满信心的我，相信明天会更好的我！

所以，我想告诉所有和我一样的人：HIV 并不可怕，可怕的是你没有一颗坚强的心，相信科学、医学，相信自己，更要相信孙主任和她的团队！他们会把幸运带到每一位患者的身边，只要你勇敢地去面对。朋友，别怕！你不是一个人在孤军奋战，你还有爱你的父母，关心你的朋友，还有我们患者朋友，我们都是你坚强的后盾、精神的力量。让我们一起携起手来共同抵抗 HIV！我们要遵医嘱、按时检查吃药，对社会充满希望、充满爱！用我们个人那些微薄的力量，去尽可能地帮助更多的 HIV 患者！和我们的孙丽君主任一起打败 HIV！其次，我还想说的是：希望社会大众不要把我们当成怪物、炸弹似的拒于千里之外，我们并没有你们想象的那样可怕，我们可以成为朋友，我们更不会威胁到你们生命，请正确面对我们！Because tomorrow will be better!